20 现代医疗

科普通鉴

丛 书 主 编　李建中
丛书副主编　谈朗玉　李大东　张令朝
本 卷 主 编　关方霞　王宇明

KEPU TONGJIAN
XIANDAI YILIAO

中国科学技术出版社
河南科学技术出版社

图书在版编目（CIP）数据

现代医疗/关方霞，王宇明主编．—郑州：河南科学技术出版社，2013.10
（科普通鉴/李建中主编）
ISBN 978－7－5349－6595－1

Ⅰ.①现…　Ⅱ.①关…　②王…　Ⅲ.①医学－普及读物　Ⅳ.①R－49

中国版本图书馆 CIP 数据核字（2013）第 227555 号

出版发行：中国科学技术出版社
地址：北京市海淀区中关村南大街 16 号　邮编：100081
电话：（010）62106522
网址：www.cspbooks.com.cn
河南科学技术出版社
地址：郑州市经五路 66 号　邮编：450002
电话：（0371）65737028
网址：www.hnstp.cn
策划编辑：李喜婷　冯　英
统筹编辑：尚伟民　蒋云鹏　徐　涛
责任编辑：马晓薇
责任校对：郭　莉
封面设计：赵　钧
版式设计：赵玉霞
责任印制：朱　飞
印　　刷：郑州金秋彩色印务有限公司
经　　销：全国新华书店
幅面尺寸：185 mm×260 mm　印张：13　字数：201 千字
版　　次：2013 年 10 月第 1 版　2013 年 10 月第 1 次印刷
定　　价：32.00 元

《科普通鉴》丛书

主　编　李建中

副主编　谈朗玉　李大东　张令朝

《科普通鉴·现代医疗》编委会

序

科技是人类智慧的伟大结晶，创新是文明进步的不竭动力。

回首文明历程，是科技之光涤荡了人类历史上蒙昧的阴霾，是科技之火点燃了人类心灵里求知的火焰，是科技之灯照亮了人类发展中光辉的前程。科学技术的每一次重大突破，每一项发明创造的诞生，都使人类对客观世界的认识发生质的飞跃，都使人类改造世界的能力得到革命性的提升。18世纪后的几百年，是科学技术突飞猛进的历史时期。数学、物理、化学、天文学、地学和生物学等各个领域的研究均取得了空前成就，并引发了一次又一次重大理论革命，其中，最具划时代意义的莫过于牛顿力学、相对论和量子力学的创立。与此同时，深刻改变人类生存状态和生产、生活方式的发明创造也纷纷问世。在不计其数的发明、发现中，蒸汽机、电话、火车、汽车、医用X光片、青霉素、DNA双螺旋结构、火箭、阿波罗10号太空舱、计算机等无疑是改变世界的重大发明、发现与创造。

放眼新的世纪，科技已经成为推动经济社会快速发展的主导力量和创造社会财富的主要源泉，成为国家间、区域间竞争的核心和推动未来发展的决定性力量。为了在竞争中取得优势地位，各国、各地区，特别是发达国家及地区都高度重视科技创新和发展。在此背景下，全球创新浪潮此起彼伏，科技发展日新月异，创新成果大量涌现。人类基因组序列图完成、细胞重新编程技术、人类最早祖先确定、宇宙存在暗物质的猜想被证实、干细胞研究的新进展、纳米技术研究的新突破、欧洲强子对撞机启动、人类探测器创最远纪录和七大数学难题之一——庞加莱猜想被证明等被认为是近十年来取得的最具科学价值，并可能对人类生存与发展产生重大影响的重大科技成就。

在人类文明的历史长河中，科学技术虽然得到了空前发展，取得了辉煌成就，但在前进的道路上依然有无数难题等待我们去破解，众多未知世界等待我们去认识。随着人口数量的急剧增加，自然资源的逐渐枯竭和生态环境的日益恶化，人类正面临前所未有的生存挑战和危机。毫无疑问，应对挑战、解决危机，只有依靠科技的不断创新与发展。在可以预见的未来，为了拓展生存空间，提高生存质量，必将掀起一场以信息科技革命为先导、新材料科技为基础、生命科技为核心、新能源科技为动力、海洋科技和航天科技为内拓和外延的新的科技创新浪潮。伴随新一轮科技创新浪潮的到来，新的发明创造也必将与日俱增。有科学家预言，未来百年，人体器官克隆再造、灭绝动物复活、战胜癌症、建造星际飞船和太空电梯等梦想可能变为现实。

当前，亿万中华儿女正在为实现中华民族伟大复兴的“中国梦”而努力奋斗。实现这一百年梦想，关键在于弘扬创新精神，增强创新能力，加快创新步伐，让科技之花在创新中萌芽，在创新中成长，在创新中绽放。

发达国家的经验昭示我们，加快科技创新，提高科技水平，既要依靠科技精英们的刻苦攻关，发明创造，也有赖于公民科学素质的普遍提高。有调查显示，我国公民的科学素质水平较发达国家差距甚大，与走中国特色的自主创新之路、建设创新型国家的要求相去甚远。为尽快提升我国公民的科学素质水平，从2006年起我国启动了旨在推动公民科学素质建设的全民科学素质行动计划，希望到2020年，公民科学素质在整体上有大幅度提高，达到世界主要发达国家21世纪初的水平。

科普图书是展示科学技术的重要窗口，是普及科技知识的重要载体，也是传播科技文明的重要途径。国内外都十分重视科普图书的创作出版。在琳琅满目的科普图书作品中，不乏影响深远的精品力作。这些作品为传播科技文明、普及科学知识做出了历史性贡献。时代在进步，科技在发展。紧跟时代步伐，把握科技动态，繁荣科普创作，不断创作出版符合时代特点、反映当代科技发展水平的科普图书精品，不仅是加强公民科学素质建设，提升公民科学素质的迫切要求，也是科技界有识之士的共同心声。

科学技术协会是新中国科普事业的主要开创者和推动者。在开展公民科学素质建设，提高公民科学素质水平的历史进程中，肩负着重要责任和神圣使命。我们组织编写的这部《科普通鉴》丛书既是履行“责任”和“使命”，也是对科技界有识之士呼声的积极响应。

20世纪中叶以来，科学技术进入了多科交叉、互为渗透、综合发展的历史时期，形成了学科林立、知识纷繁的新格局。面对浩如烟海的科学世界，如何确定这部书的编写原则和选题范围是应当首先解决的问题。经与有关专家学者反复研究论证，我们确定了“通览科技文明，鉴取创新精粹”的编写原则，并确定从理、工、农、医和高新科技五大领域中选取26个公众关注度较高的热点选题，按26卷组织编写这部丛书。

面向具有中等以上文化程度的青少年、农民、城镇劳动者、城市社区居民、领导干部和公务员等重点人群，弘扬科学精神，传播科学思想，倡导科学方法，普及科学知识是编写本书的出发点和根本目的。考虑到读者对象年龄、职业、身份的多样性和对知识需求的差异性，本书着重介绍具有基础性、通用性、新颖性和前瞻性的知识，读者可以根据自己的需求或兴趣进行阅读；在阐述方法上尽可能做到重点突出，脉络清晰，尽可能融入人文精神，体现人文情怀，避免科技知识的简单介绍和罗列；在语言风格上力求文笔流畅，深入浅出，生动活泼，雅俗共赏，以达引人入胜的效果。

选择高水平的主编是编好这部丛书的关键。为此，我们发挥科学技术协会学会众多，学科齐全，人才荟萃，联系广泛的优势，面向省内外征集各卷主编候选人。最后经全面比较，优中选优，确定了各卷主编人选，为本书的编写出版奠定了坚实基础。在此我们谨向为本书主编遴选、编写、出版给予大力支持的河南省医学会、气象学会、农学会、地理学会、地震学会、地质学会、机械工程学会、反邪教协会和省气象局、郑州大学、河南大学、河南农业大学、河南工业大学、河南科技大学、河南中医学院、河南科技学院、河南轻工业学院、《太空探索》杂志社、河南科技报社、河南科技活动中心、中国科学技术出版社、河南科学技术出版社等学（协）会和单位表示诚挚的感谢！

作为一部多达26卷的大型科普丛书，其涉及领域广，学科多。在内容上为了尽可能避免交叉重复或矛盾冲突，在体例和语言风格上为了尽可能保持相对统一，我们制订了较为详细的编写方案，对各卷的内容范围和全书的体例风格做了必要界定和规范。但是，由于我们学识水平有限，统筹协调不够，编写时间仓促，加之一些担任主编的同志是首次承担科普类作品的编写任务，缺乏相应经验，所以，虽然付出了大量心血，个别卷仍然存在内容取舍不够得当，语言风格不够生动活泼等问题。这些缺憾，我们将在再版重印时加以修订改进。诚恳希望广大读者对本丛书的修订改进提出宝贵意见和建议，以便再版时提高质量。

河南省科学技术协会主席、党组书记　李建中

2013年6月

目　录

引言　/ 001

1　**发动的引擎——生物技术**　/ 005

1.1　生物技术概述　/ 005

1.2　近乎万能的细胞——干细胞　/ 006

1.3　可以复制的生命——克隆　/ 017

1.4　不孕夫妇的福音——试管婴儿　/ 023

1.5　可以拆卸的组件——器官移植　/ 032

1.6　疾病防治的密码——基因治疗　/ 042

1.7　药物来源的宝库——生物医药　/ 049

1.8　定制医疗的曙光——生物诊断　/ 056

2　**腾飞的翅膀——信息技术**　/ 071

2.1　信息技术概述　/ 071

2.2　交叉领域的花朵——生物信息学　/ 072

2.3　医生天书的终结者——电子病历系统　/ 076

2.4　突破时空的诊疗——远程医疗　/ 082

2.5　转向健康的医学变革——健康物联网　/ 088

2.6　自由遨游知识的海洋——数字医学图书馆　/ 094

3　**支撑的骨架——新材料技术**　/ 101

3.1 新材料技术概述 / 101
3.2 微观世界的奇迹——纳米材料 / 102
3.3 人工定制的组织——组织工程材料 / 107
3.4 智能化的药物分子——药物载体材料 / 115
3.5 无须开刀的手术——介入诊疗材料 / 122
3.6 灰姑娘的涅槃——整形美容材料 / 127

4 神奇的七彩世界——光疗技术 / 138
4.1 光疗技术的前世今生 / 138
4.2 皮肤病患者的福音——紫外线技术 / 140
4.3 医学激光——一种神奇的光 / 144
4.4 未来的办公室美容——光子嫩肤 / 149

5 明察秋毫的眼睛——影像技术 / 154
5.1 影像技术概述 / 154
5.2 神秘隐形的光线——X 线及成像技术 / 155
5.3 CT / 160
5.4 记录磁场下的舞步——磁共振成像 / 166
5.5 人耳听不到的声音——超声成像及技术 / 169

结语 / 181
参考文献 / 185
后记 / 195

引 言

若干年前的一个夏天，一位即将毕业的同门师兄向我谈及自己的研究经历。为了一个课题，他倾注了自己攻读硕博期间的浩浩荡荡六年光景，虽付出了太多的时间与精力，但换回的已不仅是一张单薄的文凭。师兄谈及的研究内容如今我已大抵记不得了，但他说话时孩童般纯粹的眼神与言语中洋溢的满满的幸福感却令我记忆犹新。

以前看电影《荒岛余生》，奥斯卡影帝汤姆·汉克斯主演的查克在荒岛上唯一的朋友，竟然是一个名叫“威尔森”的排球，这个排球陪他说话，听他倾诉，想必也给他了无穷的希望。

人们对事物的认识总是随着阅历的增加而日益深刻的。每个看似荒诞的故事背后都会有一个合理的解释，每段意味深长的话语背后都会有一个色彩斑斓的人生故事。

如果你想要出色地完成一件事情，就势必要付出更多的时间和精力。久而久之，我们便与这些付诸心血的事物建立起一种难以割舍的联系，与之休戚相关、生死与共。有了主观感情，这些事物就仿佛有了生命一般，似乎也是有血有肉的鲜活存在。

笔者拿到科普丛书的编写任务时，心头骤然一紧，颇有几分压力。高新技术在医学中的应用，是一个非常大的命题，要以笔者有限的学识来把握其中要领实在是一个非常大的挑战。医学，这门研究人类对抗疾病、保障健康的科学，其自身就是一个相当开放的领域。凡是能够有助于人类战胜病魔并健康生存的技术，都可以服务于医学，高新技术自然也不例外。查阅资料，整理材料，删繁就简，斟酌再三，随着时间投入的增多，对其认识也由点到面不断加深，医学高新技术的形象逐渐浮出水面。

现代科技发展日新月异，以生物技术、信息技术、新材料技术、激光技术和影像技术为支撑的高新技术群不断改变着人类社会的面貌，并不断催生着新的人类文明。但高新技术自身的发展不是目的，能够更好地服务人类方是根本。谈到服务，首先要解决人类自身的生存和发展问题，因此前沿高新技术在医学领域的应用显得尤为重要。

如果我们把高新技术在医学中的应用比作一个生命体的话，生物技术及依托生物技术建立的生命科学理论体系即是医学研究的核心命题，是疾病诊疗的基础和关键所在，因此可将生物技术比作跳动的心脏，作为发动引擎发挥着重要作用。

20 世纪 70 年代，以基因工程为核心的生物技术，对现代医学的发展产生了深远影响。DNA 作为生物遗传信息携带者的确认、DNA 双螺旋结构的发现、遗传密码的破译和重组 DNA 技术的出现，解开了“生命之谜”，使现代医学的发展进入分子生物学时代。生物诊断技术中的细菌学诊断、免疫诊断和金标试剂条等，能够方便快捷地诊断疾病发生过程中病原微生物、特征蛋白质及基因变化，从而真正做到对症治疗。生物技术中的克隆技术是有望解决器官移植短缺的有效途径。微生物大规模培养和基因工程技术的发展，为抗生素、疫苗和干扰素等生物医药的研究与制备提供了稳定的来源。分子病理学的崛起为疾病尤其是遗传病的诊疗提供了新的思路和终极解决方案，以基因诊疗、干细胞技术和生物医药为代表的生物技术已成为医学继续发展和完善的理论基础。

以基因工程为核心的生物技术，使得我们不仅能够从分子水平认识自然界和我们自身，并且可以有目的地去改造我们存在的世界，使破解生命的基因密码，揭示大自然进化的奥秘都变得指日可待。

建立在计算机科学和通信技术基础上的信息技术加快了人们获取、传递和处理信息的速度，并使医疗突破了时空的限制，为医学发展插上了腾飞的翅膀。

1946 年第一台计算机在美国诞生，计算机和随后出现的互联网技术革新了传统的信息处理模式。计算机快速准确的运算提高了医生的工作效率，在海量医学数据处理、生物信息解读和计算、影像数据分析处理等方面显示出巨大的优势。电子病历系统使医生从书写冗长病历的重复劳动中解放出来，也有助于保持个体疾病的连续治疗，还为大规模样本流行病学分析提供了可能。生物信息学重点挖掘生物数据背后的信息，探索疾病的易感因素和发病机制。数字医学图书馆使医学信息的共享和交流更加方便和快捷，无论何时何地，医疗资源触手可及。远程医疗体系突破了时空的限制，医生可对万里之外的病人进行诊断和治疗。信息技术的发展为医学的腾飞提供了新的活力。

新材料技术中的纳米技术、组织工程材料等为再生医学、药物靶向和诊疗提供了犹如骨骼般的坚实支撑。

1980 年出现的纳米材料，具有空间尺度小和比表面积大等特点带来的独特物理性能，一经出现就成为医学研究的热点。纳米材料造影剂、纳米金靶向治疗技术、纳米磁性材料诊疗等技术已经取得突破。组织工程材料的出现颠覆了器官和组织移植的模式，可以在体外甚至体内根据病人的组织器官缺损情况，需要什么培养什么，实现按需制造组织和器官。药物缓释控释材料通过药物和载体材料的相互作用，赋予药物以“智能”，使其能够根据特定的需要定速、定时、定位，精确释放。应用介入诊疗材料，可使患者免受开肠破肚之苦，大大降低了手术风险。整形美容材料的应用使越来越多的爱美人士实现了自己的梦想，耳鼻缺损的患者可恢复像常人一样的面容，乳房低平的女性可再现迷人曲线，返老还童的传说也成为现实。新材料技术使得支撑整个人类世界的“骨架”也在发生着改变。

以激光技术为代表的光疗技术，以光子为媒介，实现疾病信息的传输和疾病治疗，宛若保障健康的使者。

1960 年，世界上第一台激光器在美国诞生，随后激光被用于治疗皮肤病，拉开了激光诊疗技术革命的序幕。激光具有方向性强、亮度高、单色性好等特征，作用于生物组织后可引起热作用、光压作用、电磁场作用和生物刺激作用，非常适合用于疾病的诊断和治疗。除此之外，紫外线治疗各种皮肤病、光子嫩肤等技术推动了医疗和美容技术的快速发展。光学技术这一物理学前沿科技也不断影响着医学的进程。

影像学利用 X 线、超声及电磁场等能量或成像媒介，研究组织器官的形态、结构及生理功能，好似明察秋毫的眼睛，使疾病无处遁形。

1895 年，德国科学家伦琴发现 X 线，并将其应用于医学，放射诊断学随之诞生。随着 1973 年计算机 X 线体层扫描成像装置的问世，医学成像技术日新月异，磁共振、超声等不断涌现的影像新技术大大推动了医学科学尤其是临床医学的进程，为人类的疾病防治做出了巨大贡献。此外，电子技术在影像学上的交叉渗透使得医学影像的存储、调阅和处理更加方便和快捷，医学影像学发展已进入数字信息网络化时代。

随着高新技术的不断发展和广泛应用，医学的发展步入了崭新的时期。问渠哪得清如许，为有源头活水来。任何一门学科的发展，都依赖于社会文明的整体进步与国民科学素养的稳步提高。而对于我们每一个人来说，了解一些医学知识，提高对医学新技术的认识，不仅可提高自己的科学素养，而且可为社会医学发展奠定文明基础，这也是本书编写的目的所在。相信随着高新技术在医学领域的不断渗透和发展，人类的未来将更加美好。

1 发动的引擎——生物技术

说到医学，估计每一个人都能说出几条自己的认识，如预防和治疗疾病，追求和保障健康等。但医学研究的目标已经不仅是满足人类对疾病防治的需求，而是逐步转向探讨疾病及生命的本质乃至生命科学的研究。为什么是某人而不是其他人得这种病？这一特定病例与病人自身携带的遗传信息及其所处环境是否有关系？这些恼人的疾病该如何诊断和治疗？要认识这些，就不得不提到疾病的本质，疾病的本质到底是什么？

疾病是异常的生命活动过程，是人体在一定病因下表现出来的症状、体征和行为的异常现象。如果你得了流行性感冒，就会有一系列症状，如鼻塞、发烧、流鼻涕，身体不舒服，这是由病毒感染呼吸道引起的一种呼吸道疾病。可见疾病是特定条件下生命活动的变化，如何发现并处理这些生命活动的变化就是医学的主要任务。疾病和医学的本质决定了必须要研究与生命活动相关的技术——生物技术，它与医学密不可分。

1.1 生物技术概述

生物技术是运用现代生物学等相关知识，对生物进行研究改造以服务人类的相关技术。生命现象的研究是医学研究的核心命题，因此将生物技术称为医学发展的引擎并不为过。医学的发展也为生物技术的发展提供了新的应用领域，并为其注入了新的活力。

疾病发生过程中，其相关的病原微生物、特征蛋白质、基因等会发生变化，生物技术中的细菌学诊断、免疫诊断和金标试剂条等能够方便快捷诊断疾病，真正做到对症治疗。分子诊断技术能够确切判断疾病和相关基因的关系，可在疾病发生之前从基因水平实现疾病预防，或通过疾病相关基因的多态性分析制订个体化医疗方案。

面对疾病引起的器官衰竭，生物技术中的克隆技术为器官移植提供了新的供体来源，是解决人体器官移植供体短缺的有效途径。微生物大规模培养和基因工程技术的发展，使医药生产有了稳定来源。转基因克隆技术可以将外源基因导入受体细胞，再进行克隆培育出优良的“活体生物反应器”，以代替传统的发酵罐生产药物。

面对女性输卵管阻塞或男性少精子症、无精子症引起的不育症，可借助试管婴儿技术，由试管代替输卵管的功能，将卵巢内取出的卵子，在实验室里与精子结合，形成胚胎，然后将胚胎转移到妈妈的子宫内，等待其着床、发育，直至母亲分娩出婴儿。这一技术使生命得以延续，也给无数家庭带来了幸福和欢乐。

生物技术发展日新月异，基因诊断和治疗使我们对疾病的认识直接深入到基因水平。干细胞、克隆和器官移植使人体这个复杂的系统不再浑然天成，试管婴儿技术使得人类已经可以参与上帝的“造人伟业”。以重组蛋白和疫苗为代表的生物制药有望使医药工业进入低价时代。这一切都为医学的未来描绘出宏伟的蓝图，为医学的发展注入了新的活力。

1.2 近乎万能的细胞——干细胞

1.2.1 生物体内的孙悟空——会变化的干细胞

提起万能二字，顾名思义，就是什么都能做。不由得让我们想起《西游记》里的齐天大圣孙悟空，七十二变随心所欲。我们都看过斯皮尔伯格导演的《侏罗纪公园》，电影讲述了人类运用尖端技术对 DNA 进行合成，复制恐龙，让我们回到了恐龙时代。那么生物体内是否存在这样的“孙大圣”呢？万能的细胞是不是能够变成生物体的各类细胞呢？经过历代科学家在实验室中年复一年艰辛而枯燥的探索，“神奇的生命到底是什么?”“人类是从哪里来的?”这些问题已得出答案。

人体由神经细胞、心肌细胞、肝细胞、红细胞等200多种细胞构成，这些细胞又组成脑、心肌、肝脏等组织器官，但是你可知道所有这些细胞都是由一个细胞受精卵变来的吗？这个受精卵就是个神奇的万能细胞。受精卵就像悟空一样“变变变”，细胞开始分裂，越来越多，分裂为32个细胞的时候看起来像一颗桑葚，所以取名叫桑葚胚。然后这个“小桑葚”来到子宫里住了下来，继续“变变变”变出胳膊腿，变出头和脸，最终变成一个小人，也就是人们常说的胎儿。这就是人类生命产生、发育的过程，一切都是井然有序地，按照时间顺序发生、发展。

然而也有一些细胞中途偷懒，长期保持自己的幼稚状态和分化潜能，就像是一些藏在大人堆里的小孩，平时安安静静地睡觉，当受到一些特殊的理化刺激时，又会活跃起来，开始增殖和分化，就像小孩逐渐长大成熟，变成机体需要的细胞类型，并发挥相应的作用。这类细胞就是干细胞，它们具有“生根发芽长大”的特征，被誉为是近乎万能的细胞。比如，表皮的更新，血细胞的再生，头发、指甲的生长就是因为在我们体内的成体干细胞或增殖出新的干细胞，或按一定程序分化，形成新的功能细胞，从而使我们的组织和器官保持生长和衰退的动态平衡。因此，干细胞是原始且未特化的细胞，它未充分分化，具有再生各种组织器官的潜在功能。干细胞存在于所有多细胞组织里，能经过有丝分裂与分化形成多种特化细胞，而且可以利用自我更新来提供更多干细胞。科学家认为，利用干细胞培育出的组织和器官对于治疗癌症和其他恶性疾病具有重要意义，将为白血病、阿尔茨海默病、帕金森氏症、脊髓受损、心肌梗死和糖尿病等患者等带来福音。

干细胞和受精卵的变化本领虽然都很高强，但它们到底谁更厉害呢？这正如孙大圣永远跳不出如来佛的手心，我们可以把受精卵比作如来佛，千变万化，无所不能，可以发育成完整的生物个体；而干细胞是孙大圣，虽有七十二般变化，但仅能发育成特定的细胞、组织和器官。干细胞有许多种，具有不同的生物学特征和功能。已经分化的体细胞只能增殖和迁移，无法发育成组织器官。我们就明白了，那些将离体的胳膊、腿、心、脑、肾等拼接成生物体的故事，恐怕只会出现于《西游记》《封神演义》《画皮》和《弗兰肯斯坦》之类的神话科幻作品中。

1.2.2 干细胞的分类

早在上世纪初，就有科学家提出“干细胞”的概念，直到1963年，加拿大研究员欧内斯特·迈克库鲁奇和詹母斯·蒂尔首次通过实验证实干细胞的存在。根据干细胞发育的顺序和分化的能力可分为全能干细胞、万能干细胞、多能干细胞和专一性干细胞。根据生命的发育时间顺序和最新的科学研究的进展，干细胞可分为成体干细胞、胚胎干细胞、诱导多能干细胞等。到了21世纪这个“生命科学的世纪”，随着人类科学发展，生命的奥秘被不断地揭示，人类对自身命运的掌控能力更强，在生命科学领域中，干细胞研究云集了国际、国内最顶尖的生命科学家，代表了生命科学研究的最前沿。每一项干细胞研究的突破均赢得了人类社会的最高奖项：诺贝尔奖。接下来我们就按照干细胞研究发展的历程来看看干细胞的故事吧！

先认识一下成体干细胞，这类细胞是存在于发育成熟的机体器官组织中的、具有高度自我更新和增殖潜能的未分化细胞，它可以分化为组成该组织或器官的特定细胞类型。活体内成体干细胞的主要功能是维持其所在组织的完整性及修复受损组织。目前已经在脑、骨髓、外周血液、血管、骨骼肌、皮肤和肝脏等脏器发现干细胞的存在。

成体干细胞的研究最早始于对造血干细胞的研究。造血干细胞（图1－1），是所有血液细胞的老祖宗，也是各种免疫细胞的祖先，它可以发育成各种髓细胞和淋巴细胞，具有很强的自我更新能力。19世纪末至20世纪中叶，是造血干细胞移植术的萌芽阶段，在此期间，科学家开始应用骨髓治疗疾病。1950～1980年是造血干细胞移植术的早期研究阶段。1920年出生于美国得克萨斯州马特镇的托马斯（图1－2）是这项技术的创始人，并因在“人体器官和细胞移植的研究”的贡献，于1990年与约瑟夫·默里一起获得诺贝尔生理学或医学奖。

众所周知，白血病是一种肿瘤侵犯血液系统的疾病，俗称“血癌”，是国内十大高发恶性肿瘤之一。到现在为止，白血病的发病原因仍不明确，可能的发病原因如下：①过量的辐射。②过多接触某些化学物质（苯酚等），比如大家经常听说搬新家的家庭中出现白血病患者。这是因为新装修的房子里有大量的装饰材料、油漆、新家具等，它们释放出苯，而苯主要损伤人体的造血系统。③应用抗癌药物。④遗传因素。先天愚型儿童患白血病的概率较高。

传统治疗白血病的方法是化学药物治疗（简称化疗），然而通过化疗只能暂时缓解病情，绝大多数会复发，不能治愈。骨髓移植是根治白血病的较为理想的治疗手段。托马斯主要研究方向就是人类骨髓移植。1956 年，他成功地应用双胞胎间的骨髓移植治疗白血病。由于异体移植免疫排斥的原因，直到 1969 年，经过组织配型和抗抑制剂的作用下，他才首次成功地进行异体骨髓移植。70 年代末托马斯将此研究结果应用于临床，成功地在不同个体之间移植了骨髓，可以有效治疗一些严重的遗传性疾病（如地中海贫血）和一些免疫性疾病（如白血病和再生障碍性贫血）。托马斯也因此成为现代骨髓移植治疗白血病和急性放射性损伤的先驱者之一。

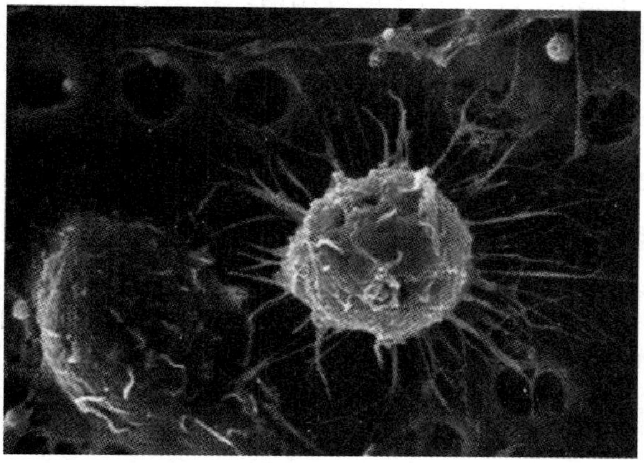

图 1－1　显微镜下的造血干细胞

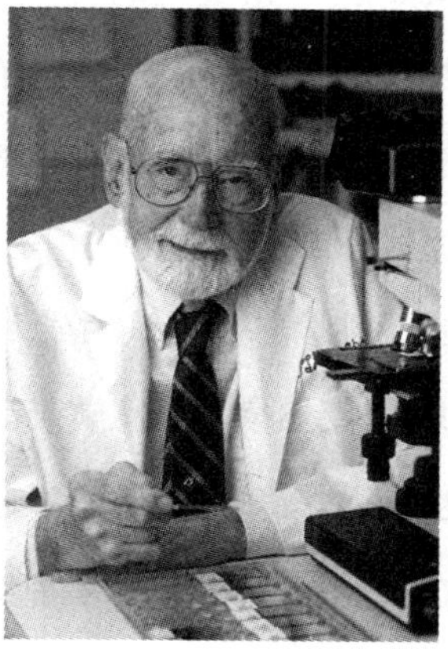

图 1－2　托马斯

1980～2000 年的 20 年间是造血干细胞移植术的发展时期。细胞生物学、免疫学、分子生物学和药理学的发展促使科学家们对造血干细胞进行全面深入的研究，提高了接受造血干细胞移植者的生存率，但由于供者干细胞来源有限、配型困难等的限制，大约只有 30% 的患者有机会找到 HLA 配型相合的骨髓供者。血液一直被看作是人类生命的源泉，作为血液之源，造血干细胞的研究是目前为止在干细胞领域研究最多、应用最多、应用前景最广的研究方向。

科学家指出，人体多功能干细胞最有前景的用途是生产细胞和组织，对病人进行治疗，这就是所谓的“细胞疗法”。捐赠的器官和组织常常用以取代生病的或遭破坏的组织，但遗憾的是，患者的需求数量远远超过了可供移植的器官数量，就算移植成功，也可能产生免疫排斥问题。如果使用诱导多功能干细胞技术，患者自身的成体细胞转变为多功能干细胞，其经刺激后可发展为特化的细胞，来替代病变的细胞和组织，避免了免疫排斥问题，可用于治疗帕金森氏病、脊髓损伤、中风、烧伤、心脏病、糖尿病、骨关节炎和类风湿性关节炎等疾病。

国际上目前研究的重点集中在灵长类动物实验，希望能够系统地通过细胞筛选、调整分化程度等，探索干细胞移植用于临床的方法。而国内报道则多是在人身上进行干细胞治疗，各类医院广告动辄以“突破”、“治愈”吸引病人。这在某种程度上揭示了国内干细胞基础研究与临床脱节的现状，有一点“大跃进”的感觉，干细胞治疗的概念也成为商业炒作的对象，干细胞摇身一变成了攻克诸多疑难杂症的“超级英雄”。所以干细胞虽然有着诱人的应用前景，但是需要人们正确判断和客观认识干细胞治疗。假如你看到一些非常神奇、包治百病之类的干细胞疗法一定要谨慎对待。科学归根结底还是科学，科学不是神话！

成体干细胞研究中另一枝奇葩就是神经干细胞的研究与应用。上个世纪 90 年代之前，科学界一直认为成人中枢神经系统中脑和脊髓的神经元是不可能再生的。直至 1992 年加拿大病理学家雷诺兹首先在成年小鼠大脑的纹状体中分离出能够在体外不断分裂增殖的、具有多向分化潜能的细胞群。由此提出了神经干细胞的概念。

在我国，有一个关于神经干细胞的故事。当时，一根筷子插入一名妇女的大脑，她被送到复旦大学附属华山医院救助，筷子从眼部扎入大脑近 10 厘米深。在筷子被取出后，华山医院朱剑虹教授的研究团队提取筷子上的脑细胞进行培养，发现了神经干细胞。这项研究成果于 2006 年发表在医学界最权威的《新英格兰医学杂志》上，引起了轰动。从那时开始，人们对神经干细胞充满了憧憬，认为它是让人起死回生、神奇的万能细胞。不管是中风，还是帕金森病、阿尔茨海默病，乃至外伤造成的大脑损伤，都有可能通过移植神经干细胞来治疗。这样，通过移植神经干细胞，坐在轮椅上的张海迪、高位截瘫的跳马冠军桑兰有望重新站立起来，“超人”李维也可以重返屏幕，驰骋宇宙。

然而，科研转化为临床应用还有很漫长的道路，神经干细胞并不像许多人想象的那样可以直接用于医疗，而必须先使用一些方法诱导神经干细胞产生患者所需的神经元。由于神经系统严格的有序性，神经再生将是人体再生研究中最困难的、最后攻克的堡垒。“超人”在2004年因为心脏衰竭离开人世，在他有生之年没能实现重新站立的梦想，但是科学家的梦想并没有终止，终有一天，他们会利用神经干细胞，让这些折翼的天使重新飞回蓝天。

胚胎干细胞，顾名思义，来源于胚胎。我们都知道，一个个体的发育是由受精卵开始的。妈妈产生的卵子和爸爸产生的精子结合，形成一个受精卵，受精卵发育过程中会形成一个囊泡样的囊胚，中间为空腔，叫囊胚腔，囊胚腔的一端约有30个细胞组成了内层细胞团。内层细胞团经过培养便可产生大量胚胎干细胞。胚胎干细胞是研究干细胞多能性的最理想的材料，因为它们是除了受精卵以外分化能力最强的一类细胞。

哺乳动物的胚胎干细胞研究是从小鼠的胚胎干细胞开始的。1981年7月9日，英国剑桥大学的马丁·约翰·伊文思爵士（图1－3）和他的同事马修·库夫曼在世界著名的《自然》杂志报道了他们建立的第一株小鼠的胚胎干细胞系。因为建立小鼠胚胎干细胞系和基因敲除小鼠等通过一定的途径使小鼠体内特定基因失活或缺失的技术的杰出贡献，约翰·伊文思爵士与马里奥·卡佩琪和奥利弗·史密斯共同分享了2007年的诺贝尔生理学或医学奖。

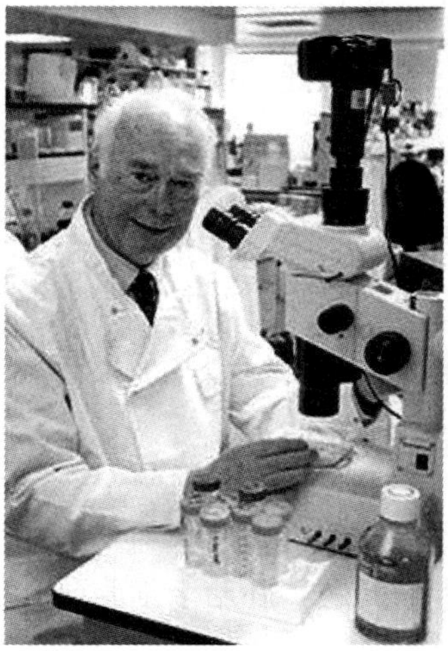

图1－3　马丁·约翰·伊文思爵士

虽然人的胚胎干细胞建系原理和方法与小鼠的一样，但由于种属的差异，人的胚胎干细胞系却在近二十年之后才建成。1998年11月6日的《科学》杂志发表了美国威斯康星大学的詹姆斯·亚历山大·汤姆森教授和他同事们的文章——人类胚泡来源的胚胎干细胞系，介绍了第一株人类胚胎干细胞系的分离、培养和鉴定过程。有了这种细胞，从理论上说，就有可能按照需要制造出人体任何一个部分的组织。相对于目前已经大量用于临床的成体干细胞来讲，胚胎干细胞在再生医学中具有更辉煌的前景。首先，胚胎干细胞具有强大的自我更新和无限增殖的能力，可以源源不断地提供用于修复的细胞；其次，它还有强大的分化能力，可以分化成除了胎盘组织以外的人体所有种类的细胞，像孙悟空一样随心所欲，想变成什么细胞就能变成什么细胞。这样一来，成体干细胞就小巫见大巫了，所以说，胚胎干细胞是再生医学的终极种子细胞。

从人胚胎干细胞建系之初，科学家们就尝试将这类细胞分化成有功能的细胞。通过模拟体内发育过程，目前科学家已经可以将人胚胎干细胞分化成多种细胞，如神经元、心肌细胞、胰岛细胞、血细胞、脂肪细胞等。这样一来，心脏病患者有一天可以换上一个用干细胞人工培育的心脏，而不必等待他人的捐赠。2009 年，马尔班研究团队的临床试验，应用病人自己的心脏组织来培养特殊的心脏干细胞。然后，这种干细胞被注射回病人心脏来修补心脏病发作导致的受损心肌，成功再生出健康心肌。

不仅如此，由于人类对自身的探索，人类要解决的关键问题就是：我是谁？我从哪里来？这时，胚胎干细胞成为了一个非常好的研究工具。事实上胚胎发育就是生物进化过程中的一部电影，哺乳动物胚胎发育过程中有一个阶段非常像鱼，用鳃呼吸。同时胚胎干细胞也是研究人类疾病的良好模型。目前有些疾病没有合适的动物模型，如果我们建立这个疾病来源的胚胎干细胞系，就能研究这个疾病的发生、发展，寻找治疗手段及检验治疗的效果。

然而胚胎干细胞从它来到世上这一天开始，就无可避免地面临身世的尴尬和伦理的问题。胚胎干细胞研究的伦理问题涉及两个基本的道德原则：一是避免或减轻人类痛苦的原则；二是尊重人类生命价值的原则。这两者的核心是如何看待人类胚胎的道德地位。英国牛津大学伦理学院教授朱利安·萨乌雷斯古接受采访时表示："这样的实验方式，给人类胚胎干细胞研究在伦理、道德上带来诸多争议，有人认为这种做法相当于残害生命。这在很大程度上影响了胚胎干细胞研究的发展。"2001 年 8 月，美国总统布什签署总统令，禁止联邦资金用于提取胚胎干细胞及其研究，只能对当时已有的 21 种胚胎干细胞展开研究，致使美国的胚胎干细胞研究一度跌入低谷。而当奥巴马总统上任后，在 2009 年 3 月 9 日签署总统令，宣布扩大联邦资金用于胚胎干细胞的研究。最早的人类胚胎干细胞取自于试管婴儿治疗过程中废弃的人类体外受精的受精卵，它既不能用于移植，又不能用于冷冻保存，属于医疗垃圾，如果不用于胚胎干细胞研究也会被抛弃。并且研究者都清楚地告知病人，与他们签署知情同意书，充分做好了研究前的伦理准备。由于民族宗教等的不同，世界各国对胚胎干细胞研究的管理也不同：日本、巴西、瑞士、加拿大、澳大利亚等国允许使用体外受精丢弃的受精卵获取胚胎干细胞；中国、韩国、印度、以色列、新加坡允许治疗性克隆的研究；英国不但允许治疗性克隆，还允许在严格管理和监控下的生殖性克隆；美国则尚无定论。面对迅猛发展的胚胎干细胞研究，伦理问题确实是一个亟待解决的问题，但相信聪明的人类一定会在这中间寻找到一个平衡点。

人胚胎干细胞系可以分化为人体任何一种细胞并应用于移植，为多种困扰人类的疾病提供了全新治疗途径，即使目前人们的意见不统一，在伦理问题上争论不休，但仍无法阻挡干细胞研究的浪潮。

器官移植的难题主要是供体的严重不足和免疫排斥反应，试想我们取来自患者自身的成体细胞经诱导多功能干细胞技术后，将成体细胞转变为多功能干细胞，多功能干细胞经刺激后可发展为特化的细胞，使其替代患病的细胞和组织，并且避免了免疫排斥反应，从而治疗诸如帕金森氏病、脊髓损伤、中风、烧伤、心脏病、糖尿病、骨关节炎和类风湿性关节炎等各类疾病。人们不再需要翘首期盼供体器官，不再需要为排斥反应而焦虑发愁，这将是多么大的福音！

生命可以逆转首先是英国的约翰·戈登发现的。1962 年，他的一项经典实验，用青蛙成熟肠细胞的细胞核替换卵细胞的细胞核，这个改变了的卵细胞最终发育成为一只正常的蝌蚪。这就是生命的逆转，或让生命重新活一回，因为定性、定型的成熟细胞的 DNA 仍含有发育成一个生命所需的全部遗传信息。40 多年后，日本的山中伸弥（图 1－4）用四个基因让成熟的体细胞又回到干细胞的多能性的原点，通过这一技术，可在同一个体上将较容易获得的成体细胞，如皮肤细胞，转变成另一种较难获得的细胞类型，如多功能干

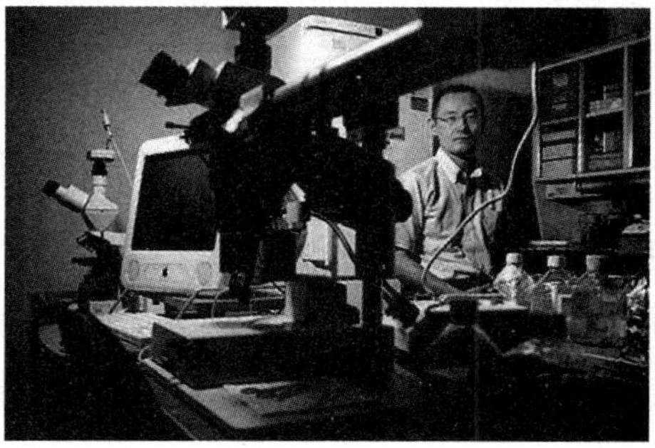

图 1－4　日本科学家山中伸弥

细胞、神经细胞。

说到诱导多能干细胞，就不得不提山中伸弥这位在科研道路上反其道而行的幸运儿。山中伸弥是1962年出生于日本大阪府的日本医学家，就职于京都大学再生医科研究所，是干细胞生物系教授。山中伸弥于2012年因为发现诱导多能干细胞与英国科学家约翰·戈登一起获得2012年度诺贝尔生理学或医学奖。

但他并非一开始就是做诱导多能干细胞的，其科研生涯也不是一帆风顺的。山中伸弥在高中的时候因迷上柔道经常受伤，就准备以后做一名骨科医生，后考入国立神户大学医学部。不久后他发现自己对做手术没有什么天分，还被同学们称为“丑小鸭”和“笨拙”的外科医生。但是他认为做一名医生即使再优秀，只不过能治疗几个病人，若是将基础研究成功应用于临床，那将是造福整个人类的壮举。

他攻读博士期间的研究方向是血压调节的分子机理。1993年，这位骨科医生最终被加州格莱斯顿研究所的因纳瑞蒂纳入门下。因纳瑞蒂慧眼识珠，招收山中伸弥为博士后，研究编辑蛋白载脂蛋白B-信使RNA编辑酶复合物1（Apo-BEC1）。事实证明，正是因纳瑞蒂的引导使得山中伸弥成为诱导多能干细胞领域的先驱人物。攻读博士后期间，山中伸弥一周七天地勤奋工作，换来的却是极其不理想的实验结果：编辑酶过表达后低密度脂蛋白是降低了，但是高密度脂蛋白却升高了，同时小鼠还得了肝癌，导师对结果不能符合预期非常失望，但是山中伸弥却对这个预想之外的结果非常好奇：小鼠得肿瘤的原因到底是什么呢？由于因纳瑞蒂的开明和科学远见，山中伸弥偏离了实验室的主要方向，继续探索编辑酶的致癌机制。山中伸弥找到了编辑酶的一个新底物——抑制蛋白翻译的基因Nat1。理论上来说，把Nat1基因敲除后小鼠就应该得癌症，因为Nat1基因抑制编辑酶的表达，Nat1基因敲除后编辑酶就可以过表达，回到他先前验证的实验，眼看胜利就要来临，但命运再次与他开玩笑，实验结果再次与预测出现偏差：Nat1敲除后，在胚胎发育早期，纯合子小鼠就死掉了。这样还怎么观察成鼠是否得肿瘤呢？

天无绝人之路，山中伸弥的终生好友，也是教他基因敲除技术的老师迈尔曾告诉他，胚胎干细胞不仅仅是做敲除小鼠的材料，其本身也是非常有趣的研究对象。于是他的关注点开始转移到胚胎干细胞上。在大阪市立大学，他的日子非常艰苦，不仅经费极少，而且得不到周围人的理解和支持，尤其是 Nat1 在胚胎干细胞中功能的研究论文提交后一直被杂志社拒稿。此时山中伸弥处于他科研生涯的最低谷，几乎得了抑郁症。

这时发生了一件震动科学界的事情：1998 年詹姆斯·托马斯宣布从人的囊胚中采集并建立了胚胎干细胞系，这些干细胞在体外培养几个月后可以分化成不同胚层的细胞，如肠上皮细胞、软骨细胞、神经上皮细胞等。正是这件事鼓舞了山中伸弥，并坚定了他研究 Nat1 在胚胎干细胞中功能的意义，不仅仅如此，他还大胆地设想，如果能够找到尽可能多的类似于 Nat1 参与维持干细胞功能的因子，如果过表达这些维持因子也许可以让终末分化的细胞变回多能干细胞。就是这个天方夜谭的想法，让山中伸弥在胚胎干细胞成为各国科学家们研究的热点的时候，反其道而行之，研究怎么从分化的细胞逆转为多能干细胞。2006 年，山中伸弥通过四种转录因子成功地将小鼠完整的成熟细胞重新编程，将小鼠的成熟细胞变成了未成熟的干细胞。试验在人类的细胞中同样获得了成功。生命可以因为几个基因而逆转，生命的时钟可以倒回，太神奇了，整个科学界轰动了，沸腾了。人们开始幻想，如果这样的话，我们人类在未来不是可以长生不老了吗？未来人类可以跟机器人一样，零部件坏了，再用别的细胞制造出一个新的来吗？我们岂不是都可以像如来、观音一样与日月同辉了吗？但是生命科学是非常复杂和不可预测的，正当人们为诱导多能干细胞而欢呼雀跃时，新的困难和危机又来临了。

1.2.3 诱导多能干细胞技术

21 世纪是生物技术的世纪，是干细胞的世纪，毋庸置疑，干细胞领域中最璀璨的明星就是诱导多能干细胞技术，这项技术在短短几年间取得了基础和临床研究方面的诸多重要成果，因为诱导多能干细胞技术既克服了胚胎干细胞的伦理之争，又能避免机体的免疫排斥反应，同时有多能性的分化能力，可谓是干细胞再生医学中的完美之物了，然而加利福尼亚大学圣地亚哥分校华裔科学家徐洋最新的一篇文章却证实诱导多能干细胞分化生成的多种组织移植至动物体内会产生快速免疫排斥反应。一直以来，大多数科学家们都认为来自于个人自身组织的重编程细胞能够被安全地移植到同一个体体内并能避免排斥反应。而徐洋又是一个反其道而行之的科学家，他的研究组将小鼠的胚胎干细胞和小鼠诱导多能干细胞细胞移植到了提供起源细胞的小鼠体内。结果发现移植的胚胎干细胞在小鼠体内形成了畸胎瘤，而大部分的诱导多能干细胞细胞没有能够形成畸胎瘤。毫无疑问，这项研究给整个再生医学界造成巨大的震动，许多该领域的科学家们都表示这项研究颠覆了之前的观点，影响深远。

不单是免疫排斥反应方面，其他异样的声音也接踵传来，干细胞的安全性问题不止免疫排斥，基因组遗传稳定性、单核苷酸多态性变异、基因遗传拷贝数变异、甲基化等遗传和表观遗传上的异常，都是诱导多能干细胞技术应用到人类治疗之前，必须解决的重要问题。诱导多能干细胞是一个朝阳领域，但朝阳也意味着年轻，存在许多未知因素，需要人们深入探索。

无论如何，诱导多能干细胞技术是干细胞研究领域的一项重大突破，它回避了历来已久的伦理争议，解决了干细胞移植医学上的免疫排斥问题，使干细胞向临床应用迈进了一大步。随着诱导多功能干细胞技术的不断发展及技术水平的不断提高，它在生命科学基础研究和医学领域的优势已日趋明显。多种疾病及功能失调往往是由于细胞功能障碍或组织被破坏所致，如癌症和先天缺陷就是因异常的细胞特化和细胞分化所导致。通过多功能干细胞研究可以让我们了解正常细胞的分化发育过程，从而能更深刻地理解导致细胞特化的决定因素，了解这些疾病的原因。

1.2.4　干细胞研究的漫漫长路和璀璨未来

目前国际上对干细胞的临床应用研究非常多，仅在临床注册网站上注册的干细胞移植治疗疾病的研究就达 2 100 余项，特别是 2005 年以来注册开展项目数急剧增多，2010 年至今也已有 112 项干细胞移植治疗方案注册。

目前中国干细胞研究也成为热门领域，从 1998 年到 2009 年，有 2 000 余篇干细胞相关的文章发表在各大期刊上，发表论文的数量和影响因子也逐年攀升，仅 2009 年就发表 1 000 篇，国家科技部也对干细胞研究设立重大专项，支持我国干细胞研究。人类干细胞的分离、培养和应用研究可能是人类生命科学研究史上划时代的进步，它几乎涉及所有的生命科学和生物医药学领域。干细胞在细胞治疗、组织器官修复、发育生物学等领域有着极为广阔的应用前景。

拥有英国克隆技术专利、曾经克隆出多利羊的生物制药公司杰龙在2009年1月宣布，美国食品和药物管理局（FDA）批准了全球第一个人类胚胎干细胞临床试验。这是备受伦理之争的人胚胎干细胞药物首次获得FDA的许可批准用于人体治疗，具有划时代的意义，是胚胎干细胞研究的新纪元。在这次临床实验当中，8~10位脊柱受伤导致下半身瘫痪的患者作为研究对象，治疗药物来源于受孕治疗当中剩余的人体胚胎细胞，这些细胞经过特殊处理将会发育成特定的神经细胞。患者用药后，这些经过处理的干细胞将会转移到新近脊髓受损处并释放出可以促进受损神经恢复的成分。虽然胚胎干细胞治疗脊髓神经损伤技术已经“能使瘫痪的小鼠行走”，然而因动物试验中出现过注射部位的囊肿，临床试验被紧急叫停。并且尽管患者被要求配合服用免疫抑制剂他克莫司，这些体外培养的干细胞真的不会引起免疫排斥吗？由于诸多未知的风险，该项试验未能继续进行。杰龙公司还在继续努力。

我们虽然步入干细胞临床试验的新时代，然而路漫漫其修远兮，仍然需要许多深入细致的工作，解决一个个科学难题，相信通过各国科学家的不懈努力，“超人”的梦想一定能实现。

1.3 可以复制的生命——克隆

1.3.1 引言——罗维克的幻想

1978年，美国科幻作家D·M·罗维克创作了一个短篇科幻小说《人的复制——一个人的无性繁殖》。它的大致内容是：有一个百万富翁没有后代，他之所以从未结婚生子，是因为他不希望通过正常的有性生殖过程，把夫妇双方无数个基因偶然地组合在一起遗传给后代。他想借用无性繁殖技术得到一个与他一模一样的复制品。于是他便不惜工本制订了一项耗资巨大的实验计划，并雇用世界一流的科学家、助产师、技术人员及一位代孕母亲，在一个岛屿上秘密地进行这项实验。最后，在记者的帮助和科学家的不懈努力下，几经曲折，终于实现了他梦寐以求的愿望。这本是一篇平淡无奇的作品，但是当年发表后却引起了世界的轰动。

虽然科技发展到今天，科学家们还无法利用无性繁殖的方法来创造人类。但是，人们确实能够利用此项技术来繁殖植物和动物。这一技术就是“克隆”(Clone)，原意是指通过幼苗或嫩枝插条等无性繁殖方式培育植物，现在逐渐应用于植物学、动物学和医学等领域。

“克隆”这个词听上去好像比较陌生，但是它在现实生活中非常普遍，植物的扦插、嫁接、分株等都可以看成是克隆现象。例如，把仙人掌切成几块，每块落地不久就会生根，长成新的仙人掌……自然界中的动物也存在克隆现象，不过多见于非脊椎动物，如草履虫的分裂生殖、酵母菌的出芽生殖等。高级动物尤其是哺乳动物发生先天性克隆的概率极低，而且成员数目往往也比较少，如同卵双生实际上就是由偶然原因产生的先天性动物克隆。

因此，人们希望能够探索一种技术来操作动物的繁殖，从而进行有意识的动物克隆，这门技术就叫作“克隆技术”，也被称为“生物放大技术”。在高等哺乳动物中，细胞核移植技术是生产克隆动物最为有效的克隆技术，因此，动物克隆技术实际上是指细胞核移植技术。

1.3.2 克隆技术的异军突起

自1938年德国胚胎学家汉斯·施佩曼首次提出“克隆”设想以来，世界各地的科研工作者们相继展开克隆技术的研究。克隆技术在社会各领域的异军突起，标志着人类社会克隆新时代的到来。

1952年，美国科学家伯特·布里格斯和托玛斯·金首次用青蛙的胚胎细胞开展细胞核移植实验并成功培育出克隆蛙。这一实验的成功标志着现代克隆技术的开始。

1997年，英国胚胎学家伊恩·威尔马特率领的科研小组，在经历277次的失败之后，终于用体细胞克隆技术成功培育出一只小母羊——“克隆羊”多利(Dolly)。这是生物技术史上具有划时代意义的重大突破，也是动物克隆技术发展的一个里程碑。多利出生之后，“克隆”这个以前只在科学研究领域出现的术语变得广为人知，似乎一夜之间，克隆时代已来到人们眼前。此后，全世界掀起了同种动物体细胞克隆研究的热潮，已经有牛、小鼠、山羊、猪、兔、猫、骡子、马、大鼠、水牛、狗等多种克隆动物相继问世。

除了在同种动物中进行克隆实验，在异种动物间进行的细胞核移植实验也取得了一些可喜成果。1998 年 1 月，美国威斯康星大学麦迪逊分校的科学家以牛的卵子为受体，成功克隆出猪、牛、羊、鼠和猕猴五种哺乳动物的胚胎。2001 年，意大利科学家 Loi 等将欧洲盘羊颗粒细胞注入绵羊去核卵母细胞中，成功克隆出一只健康的欧洲盘羊；而中国科学家陈大元等用兔子的卵子克隆出大熊猫的早期胚胎。

多利诞生以来，克隆技术发展十分迅速。科学家们不但进行克隆技术的改进，同时也在开发应用方面进行了大量的尝试。结果表明，克隆技术在畜牧业、物种保护等领域发挥重要作用。尤其是近年来，克隆技术逐步与其他生物工程技术结合，蕴藏着无穷的医学潜能。下面我们就详细介绍一下克隆技术在医学上的奇妙应用，以及它带给我们的巨大惊喜。

1.3.3 初露锋芒——“应运而生”的转基因克隆技术

1985 年，Lovell – Badge 首次提出利用转基因动物的乳腺生产重组蛋白质，数年间这一几近天方夜谭的神话已成真。1987 年，英国 PPL 公司宣布他们已培育出羊奶中含有治疗肺气肿的 $\alpha-1$ 抗胰蛋白酶的转基因羊。这种羊奶的售价是 6 000 美元/升，一只母羊就好比一座制药厂，用什么办法能最有效、最方便地使这种羊扩大繁殖呢？最好的办法当然是“克隆”，即利用克隆技术解决转基因动物的纯种繁殖问题。

因此，转基因克隆技术应运而生。转基因克隆技术，即转基因技术与克隆技术的有机结合。它是借助基因工程技术把外源目的基因导入受体细胞，并在受体染色体上稳定整合，再以这些受体细胞为核供体，进行动物克隆，最终实现生物医学、农牧业和药物产业等多方面的发展。克隆技术为迅速放大转基因技术所产生的新前种或新物种提供了技术可能，为转基因动物的生产掀起一场新的革命。

1997 年 7 月，“克隆羊之父”伊恩·威尔马特博士和 PPL 公司联手用基因改造过的人胎儿成纤维细胞成功克隆出世界上第一只带有人类基因的转基因绵羊“波莉”（Polly），从而开辟了转基因克隆的新领域。这一成果的诞生显示了克隆技术在转基因动物研究方面具有巨大的应用价值。

转基因克隆技术可以大量繁殖许多有价值的基因。比如在基因工程操作中，科学家们为了让动物“生产”出名贵的药品（如治疗糖尿病的胰岛素、有希望使侏儒症患者重新长高的生长激素和能抗多种病毒感染的干扰素等），分别将一些相应的人体基因转移到不同的动物中，再通过克隆方法使这些动物大量繁殖。例如，2007 年，阿根廷科学家宣布，他们成功克隆出 4 头可生产含有人体胰岛素的转基因奶牛。4 头小牛犊的基因中都含有人体胰岛素前体基因，因而可大量生成人胰岛素蛋白，从而用于治疗糖尿病。利用转基因克隆技术人们将会培育出多功能、多用途的“转基因克隆哺乳动物”，使之成为真正的最优良的“活体生物反应器”，即从动物的乳汁或血液中获得珍贵医药产品，以代替传统上使用的发酵罐。

除了培育最优良的“活体生物反应器”和“未来的制药厂”，转基因克隆技术在研究人类疾病模型、改善畜产品质量和生产生物医药产品等方面也都显示出了广阔的应用前景。例如，2012 年 2 月，云南农业大学的专家应用转基因克隆技术首次成功培育出携带绿色荧光蛋白及 Leptin 蛋白的转基因克隆猪，这种猪在外形上和普通猪没有区别，但是它的猪蹄在光线暗的情况下会发出绿色的荧光，因此又称为“荧光猪”（图 1－5）。据有关专家介绍，这种转基因克隆猪在生长、繁殖、泌乳和生长性能方面发生的改变，将可用于脂肪沉积及人类肥胖病和糖尿病等疾病的研究。所以转基因克隆动物将成为生物工程和医学领域的研究热点。

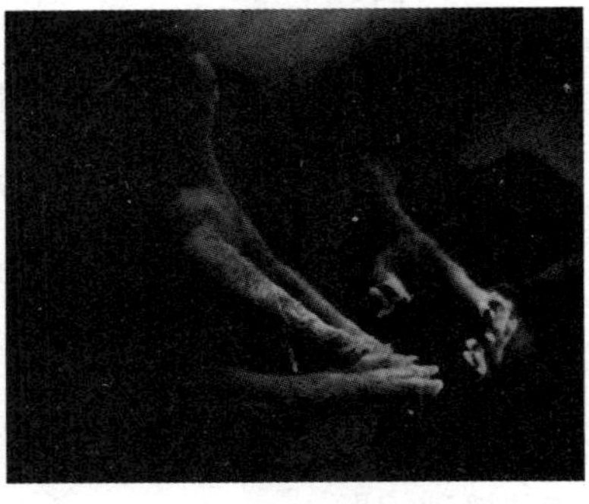
图 1－5　猪蹄发绿光的“荧光猪”

1.3.4　春光乍泄——“大有可为”的异种器官移植

克隆技术在医学上的应用为人类攻克医学难题带来了无限遐想，它的重大贡献之一就是为人体器官移植带来新的希望。

一直以来，器官移植面临着器官来源短缺和异体排斥两座大山，这也是困扰全世界的医学难题。世界卫生组织的统计表明，仅在美国，每 16 分钟就有一个人加入等待器官移植的行列；而中国每年有近 150 万名患者等待接受器官移植手术，但最终能够得到供体并接受移植的患者不足 1 万人。巨大的器官缺口，让多数患者不得不在等待器官供体的过程中耗尽生命。同时，得到器官移植的患者往往要花上数十万元的药费来克服免疫排斥的问题。而克隆患者自身的器官则完全可以为患者的身体所接受，困扰器官移植的两大难题也可迎刃而解。

2012 年新年前夕，一位年仅三岁的南非女孩在家庭烧烤中不幸烧伤，全身 80% 的皮肤需要重新移植，当时医生担心她很难生存下来。送入医院后，医生从她的身上取下一小块未损坏的皮肤，利用先进的克隆技术为她培育出了 41 块健康的皮肤。2012 年 6 月，医生将这些皮肤移植到她的身上，手术进行得非常顺利，相信不久的将来她就能痊愈。其实，早在 1996 年美国就首次完成了人体克隆皮肤的移植手术。手术的成功在世界上引起巨大轰动，也大大刺激了克隆技术在医学领域的发展和应用。

然而，克隆人体器官由于费用高昂、技术难度大等原因，现在还处在初步试验阶段，目前仅有克隆皮肤相对比较成熟。克隆人体器官在某些领域还是一个美好的梦想。因此，在同种移植无望的情况下，人们将希望寄托在了异种移植——即把其他物种健康的细胞、组织或器官移植到人的身上。

由于猪的器官在大小及生物学特性上与人体器官比较相似，尤其是猪体内的病毒不容易感染人类并且易于繁殖，因此，国际上把猪作为人体异种器官移植的最理想供体。不过由于人体免疫系统对异种器官产生很强的免疫排斥反应，移植的动物器官往往在很短时间内坏死。因此，用猪的器官代替人体“报废器官”，关键是要解决排斥反应。

2000 年，戴一凡教授及其课题组成功培育出世界首只克隆猪。两年后，在克隆猪的基础上，他们利用分子生物学技术，成功敲除猪体内与人体不相容的基因，并给猪的细胞转入一些人的基因，对它进行“人源化”修饰和改造，培育出五只基本不含“排斥基因”的“转基因敲除猪”，从而消除了猪作为人类器官供体的一个主要障碍。这些“基因敲除”的克隆猪基本解决了异种移植的超急性排斥反应，进一步推动了异种器官移植的发展与应用。随后的动物实验表明，接受基因敲除猪肾脏移植的狒狒由于能够抑制免疫排斥反应，所以术后生存了两个星期；而使用普通猪肾脏的狒狒只能存活不到两个小时。戴一凡把这种克隆猪叫作“万能猪”。迄今为止，“万能猪”已救活了两只肾衰竭的猴子和五只患糖尿病的猴子。

从理论上看，在人身上使用“万能猪”体内的脏器进行器官移植时，将不再发生超急性排斥反应。这些“万能猪”的器官可广泛用于人体角膜、皮肤、胰岛、关节、肌腱、韧带、肾脏、心脏、肝脏等器官的移植。在医学界，植入人体细胞的猪的心脏瓣膜已用在患者身上。利用克隆技术，这五只“万能猪”就可以克隆出成千上万的“万能猪”，从而源源不断地为人们提供各种移植器官、组织和细胞，在治疗各种顽固疾病上“大有可为”。

因此，克隆技术是解决人体器官移植供体短缺的最有效途径，在器官移植等方面具有十分广阔的应用前景。

1.3.5 前景及展望

多利诞生之后，克隆迅速成为世人关注的焦点。近年来，伴随着牛、鼠、猪乃至猴这种与人类生物特征最为相近的灵长类动物的克隆成功，人们逐步意识到“克隆人”已经不是幻想，而是呼之欲出的现实。但是有关克隆人的争议从克隆技术诞生之日开始就从未停止过。

将人的体细胞核移植到一个去核的卵子，然后将其在体外卵裂成胚胎再植入女子的子宫，经过足月怀孕过程，最后分娩出婴儿，这个婴儿就是“克隆人”。这种克隆是以克隆个体为目的的，也称为“生殖性克隆”，这种克隆方式将为不孕症患者带来希望。但是克隆人不是经过两性结合的方式孕育而来，而是在实验室里人为操纵下制造出的生命。这将打破孟德尔的遗传规律和人类传统的生育模式，给社会伦理和社会道德带来巨大的冲击。另外，“克隆人”的出现，将给现代社会秩序和社会伦理带来空前的混乱。如果克隆出牛顿、爱因斯坦这样的人类天才也就罢了，若是克隆出希特勒这样的“战争狂人”，国际社会岂不是又要再次面临新的世界大战……

尽管“克隆人”存在巨大争议，但克隆本身却是一项造福人类的新兴科学技术，有着十分诱人的研究潜力和应用前景。尤其是“治疗性克隆”将在临床医学应用方面发挥关键作用，为器官移植及癌症、帕金森症、糖尿病等一系列疾病的干细胞治疗和基因治疗提供技术突破，给生物技术和医学技术带来革命性的变化。

1.4 不孕夫妇的福音——试管婴儿

1.4.1 初见端倪

新的生命代表着生命的延续，是上帝赐予我们最美好的礼物，给家庭带来了祥和、希望和欢乐。但“不孕不育现象”阻挡了很多家庭这种自然的愿望。目前，生育障碍已经成为一个全球性问题。世界卫生组织曾发布统计，全球大约10%的育龄人口存在生育方面的问题，约5 000万至8 000万人受此困扰。在中国约有2 000万育龄夫妇存在不孕不育问题。随着科学技术的发展，试管婴儿成为解决不孕不育难题的利器，逐渐被社会所接受和肯定。

一说到试管婴儿，人们往往觉得是指在试管里长大的婴儿，其实并不是这样的。试管婴儿是从卵巢内取出几个卵子，让它们在实验室里与精子结合，形成胚胎，然后将胚胎转移到妈妈的子宫内，使之着床、妊娠，与正常受孕妇女一样，怀孕到足月，分娩出婴儿。正常的受孕需要精子和卵子在输卵管相遇，二者结合，形成受精卵，然后受精卵再回到子宫腔，继续妊娠。所以“试管婴儿”可以通俗地理解成由实验室里的试管代替了输卵管的功能。试管婴儿这项技术的发展，也经历了漫长而艰难的过程，这还要从70年前说起。

20世纪40年代后期，在美国马萨诸塞州的一个实验生物研究所，两位生殖生理学博士用兔子的卵子和精子，做体外受精试验，经过使用各种方法反复试验，结果都失败了。这两位科学家，一位叫平卡斯，自称为“卵子人”，对卵子的研究很有经验；另一位是美籍华裔学者张明觉，对精子的研究极感兴趣，人称为“精子人”。两人合作进行体外受精试验，历经多次失败，但他们并没有灰心丧气，仍在不断地试验和思考，终于在1950年前后获得了大的突破。

这次突破的灵感来源于张明觉应美国《生理学评论》杂志社的邀请所撰写的

一篇关于哺乳类动物受精问题的综述。他查阅了几乎所有相关文献，惊奇地发现，哺乳动物从小白鼠、大白鼠、兔、豚鼠，直到猴和人，从受精到受精卵着床所用的时间，几乎都是5~7天。而且每一种哺乳动物的受精，实际上都是精子在输卵管内等候卵子，而不是卵子等候精子。他脑中忽然灵光一闪：莫非是精子需要在雌性的生殖道内停留一段时间，发生一些变化，才具有受精能力？

基于以上的想法，他立即开始实验，实验结果证实了他的设想。即精子要在雌性生殖道内至少停留2~3小时。同年，澳大利亚的奥斯汀也独立地发现了这个现象，这种现象被称为精子的"获能"。这是生殖生理中一个极为重要的现象，由此揭开了哺乳动物体外受精的奥秘。

1959年，张明觉将兔交配后由子宫内回收的精子，再与卵子在体外受精，然后，将受精卵移植到另一母兔的输卵管内，借腹怀孕，成功地生产出仔兔，这是张明觉第一次证实了哺乳类动物的卵子在体外受精能够成功，同时，也为人类试管婴儿的诞生奠定了动物实验基础，然后接力棒传到了爱德华兹手里。

1.4.2 艰难的发展

现年87岁的罗伯特・爱德华兹（图1-6）此生获得过不少赞誉，被世人尊称为"试管婴儿之父"。他也因这项"现代医学发展里程碑"式的技术荣获2010年诺贝尔生理学或医学奖。在2010年10月5日举行的新闻发布会上，诺贝尔奖评审委员会称赞他"帮助全球10%的夫妇免受无法生育的困扰"。可这位"试管婴儿之父"所受到的质疑和批评却从未停止过。

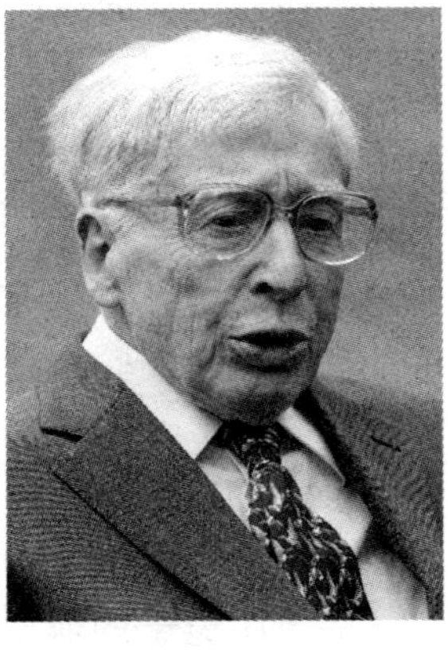

图1-6 罗伯特・爱德华兹

甚至，就在获奖消息公布的前一天，梵蒂冈宗教生命科学院的负责人还公开指责评审委员的决定，指出爱德华兹的研究"搭建了一座屋子，却错开了一扇房门"。如同多年来一样，爱德华兹并没有回应批评。在获奖的消息发布后，他没有接受采访，也没有发表感言。事实上，因为长期卧病在床，诺贝尔奖评审委员会的工作人员甚至无法通过电话告诉他获奖的消息。

人们所能看到的，只是一份由他妻子发布的公告："他全身心致力于学术，心无旁骛地研究，才能克服各方的反对，获得今天的成功。"

爱德华兹1948年毕业于北威尔士大学农业和动物学专业；1955年获得爱丁堡大学动物基因研究生学位；1958年，爱德华兹进入英国医学研究院，开始了生殖医学领域的研究。自1963年起，爱德华兹供职于剑桥大学，他和同事——外科医生帕特里克·斯特普托一起，希望运用体外受精的方法来解决不孕不育之症。

在此之前，张明觉等已经发现了兔子的卵细胞能够在体外试管内完成受精。爱德华兹希望把这一实验应用于人类。他们遇到的困难显而易见，因为他们根本找不到实验材料，尤其是没有人愿意把自己的卵细胞放入这场看似"荒谬的实验"。妇产科医生听见他们收集卵巢组织的要求就连连摇头，还有人直斥他是疯子。

最后，还是一位做妇产科医生的朋友将手术切除的卵巢组织送了过来。爱德华兹将精子和人卵巢内的卵子混合起来培养，最终在玻璃试管里形成了人的受精卵。起初，这些受精卵并没有像在子宫内那样不断分裂、生长，而是始终保持着单细胞的样子。

爱德华兹和斯特普托进行了很多次实验，最后才运用腹腔镜技术将卵细胞取出，与精子结合形成能够分裂的受精卵。1968年，两位科学家第一次培养出了人胚胎。多年后，爱德华兹表示永远不会忘记成功的那一刻："我从显微镜里看到一些很有趣的东西，那些胚胎也在看着我。我想，我们做到了。"

与爱德华兹的兴奋不同，科学界对这项研究成果充满质疑。人们担心，这些"人造生命"可能破坏社会的伦理关系，甚至"培养出畸形的怪物"。1971年，在华盛顿举行的一次学术会议上，被誉为"DNA之父"的生物学家詹姆斯·沃森就曾严厉批评这项工作的"错误不可避免"。

在一片争议声中，英国医学研究理事会（这是英国唯一的政府性医学研究基金会，支持的科学研究包括发现DNA双螺旋结构等）以"不符合伦理"的理由，拒绝了爱德华兹和斯特普托的资金申请。自此两位科学家只能依靠私人捐赠的少量资金维持研究。他们甚至在一项基金的申请中表示，有关人工授精的研究将用于研发避孕药。

通往成功的道路总是充满了荆棘，而第一例试管婴儿的诞生则在一定程度上为爱德华兹扫除了一些障碍。

1.4.3 试管婴儿技术的风靡

1978 年 7 月 25 日，全世界第一个试管婴儿路易丝·布朗在英国的兰开夏奥德姆医院诞生。

之前，路易丝的母亲布朗夫人患有严重的输卵管阻塞。这个令人讨厌的病症，导致布朗夫人结婚后长达 9 年的不孕，她的生活中充满了对孩子的渴望及一次又一次深深的失望。布朗夫人勇敢地向正研究人工辅助生育技术的帕特里克·斯特普托和爱德华兹求助，要求他们为她施行这项前所未有的“治疗”。

1977 年 11 月 10 日，首先是由斯特普托用一种特制的腹腔镜插入布朗夫人的下腹部，选择卵巢上成熟的卵子，用吸引空针将其取出，得到一个成熟的卵子；而后爱德华兹将这个卵子与布朗先生的精子放在试管内结合与培养。两天半后，再将这个受精后的“种子”种植到布朗夫人的子宫内，终于在次年 7 月创造了人类生育史上的一项奇迹——路易丝·布朗（图 1 - 7）的出生。

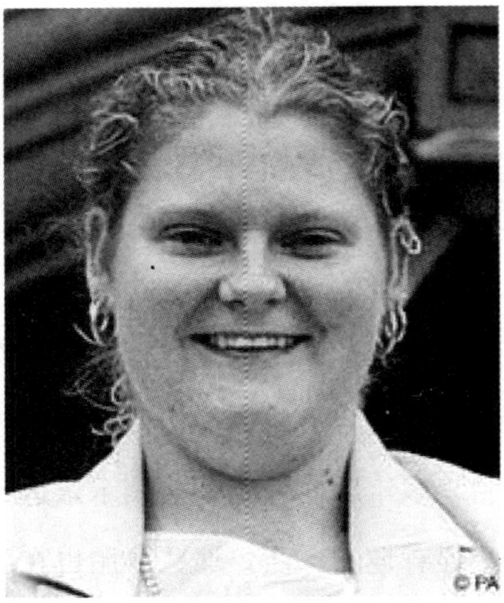

图 1 - 7 世界第一个试管婴儿路易丝·布朗

这项奇迹可谓名噪一时，引起了全世界科学家的极大兴趣，许多国家纷纷效仿。路易丝的生辰也成为人类生殖医学史上非常值得纪念的日子。人们惊呼，科学家“扮演了上帝”“打开了潘多拉的盒子”“违反了伦理道德”，而且爱德华兹本人也被视为疯子。几年后，布朗夫妇二度借助试管受精技术，为路易丝添了妹妹纳塔莉。2004 年，路易丝与银行安保员韦斯利·穆林德喜结连理。结婚 2 年后，28 岁的路易丝自然受孕，成功生下男孩卡梅龙。

自1978年后，“试管婴儿”技术风靡于世，一次次成功的报告接踵而至，相继在印度、英国、澳大利亚诞生了世界第二例、第三例、第四例“试管婴儿”。更令人惊讶的是，1981年在澳大利亚首次获得双胞胎试管婴儿。1985年初英国35岁的安娜·玛丽又奇迹般地生下了三胞胎“试管婴儿”，轰动了世界医坛。

在我国，除香港和台湾地区较早有了“试管婴儿”之外，大陆医学工作者也从20世纪80年代初开始进行试管婴儿的科研工作，并取得可喜的成果。1988年3月10日，我国大陆首例试管婴儿郑萌珠在北京医科大学附属第三医院诞生（图1－8）。如今，25岁的郑萌珠已经大学毕业。

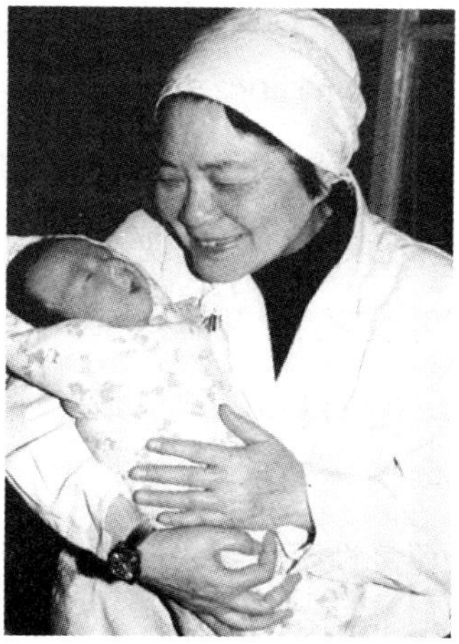

图1－8 张丽珠教授与中国第一例试管婴儿

此后有关“试管婴儿”的研究发展极为迅速，到1991年已有几十个国家开展这项技术。在北欧国家，人们通过试管婴儿帮助怀孕来繁衍后代的现象相当普遍。目前在北欧5国中，试管婴儿出生比例最高的是冰岛。1998年，该国平均每100名新生儿中就有4人是试管婴儿。2000年，美国实施了10万例助孕手术，并带来了3.5万个试管婴儿，占新生儿总数的1%。国际辅助生育技术监控委员会在一份报告中说，从首名试管婴儿1978年诞生至2012年7月，全球估计共有500万名试管婴儿来到人世。其中许多人也已成年，并通过自然受精方式生育了后代。至此，体外受精技术得到了很好的验证，爱德华兹获得诺贝尔奖可谓是众望所归。这项技术受到了医学界的极高评价，代表了当前不孕不育症治疗领域的最新技术，也被称之为继器官移植之后第二大医学奇迹。

如今，在发达国家，试管婴儿已不再是人们谈论的“另类婴儿”，随着更多的试管婴儿来到世上并且健康成长，人们发现，通过人工辅助生育的试管婴儿都是健康、正常的，与正常妊娠分娩的孩子没有什么差异。

1.4.4 人造生命旅程

那么，试管婴儿这朵生命的奇葩是如何在实验室里孕育的呢?

试管婴儿其实是体外受精－胚胎移植技术的俗称，不是所有不孕症都需要，也不是每一对不孕夫妇都适合。具体来说，较适合以下几种情况。

（1）输卵管因素的不孕：输卵管因素（最常见的是输卵管阻塞）造成的不孕占女性不孕症的40%左右，几乎是第1位的。

（2）不明原因的不孕不育：采用试管婴儿技术治疗有可能达到意想不到的效果，往往会在实验室里发现不孕的原因。

（3）男性不育：男性严重少精、弱精、无精子症引起的不育，在过去没有办法治疗。现在可以通过试管婴儿的卵胞浆内单精子显微注射技术，使患者获得自己的孩子。

（4）免疫性不孕：人类精液具有一定的抗原，当女方生殖道感染或损伤时，抗原进入女性体内，引起女方免疫反应而产生抗精子抗体。同样，男性也可能因生殖道感染、血睾屏障的破坏，自身产生抗精子抗体。这种抗体抑制了精子的活力，甚至造成精子的死亡，而导致不孕不育。

（5）子宫内膜异位症：这是一种常见的妇科疾病，经过药物和手术治疗不能奏效的，可考虑接受试管婴儿技术的治疗。

（6）其他几种特殊疾病：常见的有多囊卵巢综合征、下丘脑性闭经、子宫肌瘤等。

试管婴儿是采用人工方法让卵细胞和精子在体外结合，并进行早期胚胎发育，然后将受精卵移植到母体子宫内发育而诞生婴儿。当夫妇双方符合条件，没有不适合怀孕的急性病和慢性病，无遗传性疾病、精神病及性传播性疾病，在经过严密细致的身体检查之后，就可进入正常的试管婴儿治疗周期了。

首先，完成试管婴儿的第一步就是取到卵子和精子。让我们先来说说取卵过程吧。在实施取卵手术之前，不孕女方要在医生的指导下，注射促排卵药物，这也是为了增加卵子的数量，提高怀孕的机会，确保卵子受精后能得到多个胚胎，从中再选择好的胚胎进行移植。这个过程需要15天左右，女方每天都要注射促排卵针，根据个人情况不一样，每人的用量也不一样，一般一天打 2～4 支。第一步促排卵非常关键，卵泡成熟后，医生才会对女方施行取卵手术。整个手术过程是在一个名为取卵室的房间里进行的。女方会被麻醉以保证整个手术无痛。然后，医生会将长 20～30 厘米的穿刺针附在阴道 B 超探头上，在 B 超的引导下，探头选择好方向，通过女方阴道穿刺卵巢。然后通过负压吸引器，将卵泡液吸到试管里，转交到胚胎培养室，把卵子释放到盛有培养液的圆形培养皿里，在显微镜下找到卵子，再将它们请进“房间”。卵子的“房间”就是培养箱，里面有一定量的二氧化碳，温度控制在 37 ℃，这个温度跟人体的子宫温度相当。

相对于取卵手术的复杂，取精的过程要简单多了，最好在男方禁欲的三到七天之间取精，因为这时的精子质量最佳。精子取到后会被放进精子培养箱，送至专门的精液处理室，完成优质精子的甄选。精子的出生有两种形式，常用的是手淫取精，但如果患者属于梗阻性无精症，就得需要通过附睾或者睾丸穿刺取精。

有人很形象地说，精子是这个世界上最痴情的男子，从出生就选择了等待，等待他心爱的卵子出生后再去追寻。可在试管婴儿的过程中就不是这样，精子光“洗澡”过程就需要 2 小时左右，精液需要经过洗涤和筛选出活跃优质的精子，并去除不必要的甚至是有害的成分，包括精浆、死的精子、炎症细胞、可能存在抑制生育力的物质、抗精子抗体和微生物（如细菌）等。而这个时候卵子只能独自在培养箱等待。所以说，爱情还是公平的，双方都得付出。

优质的卵子和精子被确定之后，就会被送至胚胎培养室，完成人工体外授精。授精的方式主要有两种，一种是人工将卵子和精子放在同一个培养皿中，任其自由结合。这种方式主要应用于女方因输卵管阻塞等原因造成的不孕。显微镜下众多精子在卵子中穿梭，寻找各自钟爱的伴侣。可是，等待并不意味着成功，爱情只有彼此喜欢才可以。看对眼的，求爱成功的精子，卵子才打开门让他进来，精子进门后，卵子周围那层薄薄的透明带马上变硬，筑成了一个坚固的堡垒，门外成千上万的精子大队也打不破这层铜墙铁壁。

如果将这种方式称为“自由恋爱”的话，那么另一种授精方式可谓是“包办婚姻”，有着浓重的人工痕迹。这种方式的专有名称为“卵胞浆内单精子显微注射术（ICSI）”，主要针对男方精子数量少、质量差的问题（也称严重少弱畸精症)。整个过程在显微操纵仪下进行。如图 1-9 所示，一只硕大的圆形卵子“气定神闲”地待在图片中央，“霸占”着将近一半的“领地”。突然，一只直径大约 6 微米的注射针出现在图像中，接着，小黑豆状的精子调皮地从注射针内翻滚出来。注射针开始缓慢接近卵细胞，就在针头插入的一刹那，“小黑豆”顺势滚进了卵细胞中，单精子注射就此完成。如此邂逅方式，不知道这个“美人”卵子对这个不知名的“意中人”精子感想如何啊!

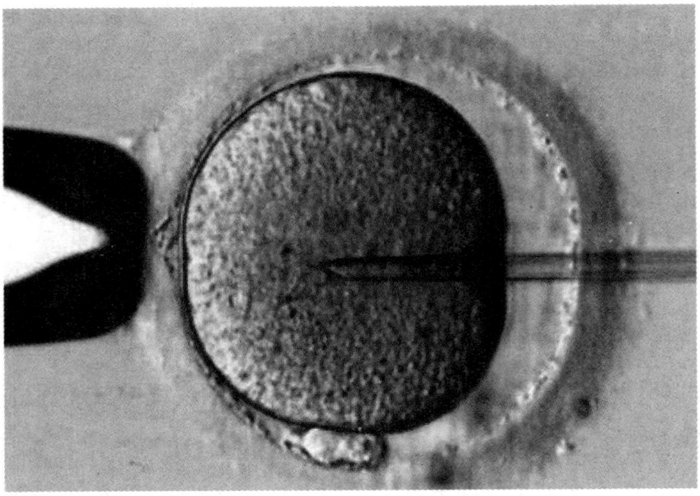

图 1-9　卵胞浆内单精子显微注射术

人工体外授精完成之后，盛有卵子精子的培养皿会被置入如星级宾馆一般的培养箱中，开始一段封闭却舒适的蜜月之旅。令人惊讶的是，整个生命的孕育过程几乎都是在培养箱里的圆形培养皿中完成，而所谓的试管由于操作的不方便，早已被弃用。这个星级宾馆般的培养箱有多高级呢?其实，培养箱的外形及内部结构有点像家用的小冰箱，只不过温度要控制在 37 ℃，跟人体的正常体温保持一致。此外，还有湿度、二氧化碳等环境条件设置。为了保证胚胎发育环境的优质，一个“星级宾馆”内最多只入住两对“情侣”。3 天之后，胚胎发育成熟，蜜月之旅结束。

不受精的概率有 15%。如果受精不成功，那整个过程就算结束了，因为卵子只能在 8 小时之内进行受精。如果是这样，没办法，还得从头再来，重新促排卵，重新让卵子和精子出生。这也是试管婴儿成功率偏低的原因，和卵子、精子自身质量有直接关系。

不管是“自由恋爱”还是“包办婚姻”，结合成功的受精卵未来三天将一直待在培养箱里，形成胚胎。走到这一步，试管婴儿也接近最后一步了。药物促排卵增加了形成胚胎的数量，其好处在此时体现出来。胚胎多、选择的概率就大。专家现在要做的就是选择其中发育最好的两个胚胎进行胚胎移植（这里需要说明，35 岁以下的女性，第一次只能植入两个胚胎，第二次可以增加到三个）。

胚胎移植就是在显微镜下先将胚胎放入移植内管（专门放胚胎的道具，它的样子跟普通的针剂有点像，它分为移植外管和内管），再将装有胚胎的内管穿到外管里面，直接送入宫腔。这时，试管婴儿的人工操作部分就算是暂时结束了！

下一步要看胚胎在子宫内能否正常成活，如果一切正常，半个月后做妊娠试验呈阳性，直到 B 超检查看见胎心搏动，试管婴儿才能算是临床妊娠成功。接下来的日子就是注射黄体酮，让子宫接纳自己的主人。

胚胎发育成熟之后，医生会将其移植入不孕女方子宫内，直至怀孕生产。然而暂时用不到的卵子、精子、胚胎，要如何处置呢？这就要来说说冷冻室了。

推开冷冻室的大门，只见一个个黑顶白身的鼓形桶错落有致地排在房间的角落里，这些桶名为“液氮罐”，温度大约为 －196 ℃，每个液氮罐大约能装 1 000 多个胚胎、卵子、精子等。

其实，冷冻胚胎的意义在于，新鲜胚胎移植后如果没有妊娠，则可以将胚胎解冻后再次移植，增加妊娠的概率。冷冻室也可以用来保存年轻夫妇的卵子、精子，万一夫妻俩在中老年时孩子发生意外，还可以使用。当然，冷冻胚胎的应用也是有条件的。首先，冷冻胚胎只有夫妇双方同意才能用，不能转给他人用。其次，如果夫妇已经去世，胚胎自然终止。打开液氮罐的盖子，寒气四溢，生命就在这样的寒冬里暂时休眠。一天又一天，一年又一年……

1.4.5　相关技术及前景

在日常生活中，经常会见到一些夫妇由于染色体的问题导致不孕或反复流产，或者由于女方年龄较大，生育有先天愚型的患儿，试管婴儿可以有选择地避免让这些有问题的孩子出生吗？理论上，试管婴儿技术可从生物遗传学的角度，帮助人类选择生育最健康的后代，为有遗传病的夫妇提供生育健康孩子的机会。具体方法是当受精卵分裂到8个细胞时，医生在每个受精卵中抽取一个生长了3天的细胞进行基因测试，然后选取不含致病基因的健康受精卵进行植入。此方法被称作胚胎植入前遗传学诊断（简称PGD），很多遗传性疾病都可以使用这种方法避免遗传给后代，如地中海贫血、先天愚型、血友病、色盲等。

英国媒体曾报道，英国伦敦大学医学院的医生，为一名27岁的不孕妇女（该妇女有家族乳腺癌病史，并携带乳腺癌基因）进行胚胎筛选，在15个受精卵中找到2个不含致癌基因的健康受精卵，再将其植入母体子宫。反对者认为，完全排除掉仅仅是有可能患上乳腺癌的胚胎，有违伦理道德标准。也有反对者认为，试管婴儿技术的发展，会让基因筛选在不久的将来愈演愈烈，最终变成从相貌、智力等方面对人类胚胎实现进行筛选，变成名副其实的“设计”婴儿。但这绝非“试管婴儿”技术的主要目的。

另外，女性在35岁以后，生育能力急剧下降，怀孕的流产率急剧上升，但是随着社会的发展，女性婚育年龄的推后，如何保存生育能力呢？现在的精子冷冻、卵子冷冻、胚胎冷冻技术均比较成熟，国外有些女性将卵子冷冻后留待日后解冻生育，而且如果有些恶性肿瘤患者，需要放疗或者化疗，对生育能力的伤害很大，甚至是不可逆或者无法恢复的，现在的技术可以将卵巢组织、卵子或者精子冷冻起来，随后借助科学的力量，把癌症治愈或者控制后再生育孩子。这个梦想现在已经能够逐渐实现。

辅助生殖技术的科研成果如何更好地为人类服务，也许并非科学家一方的责任，更需要社会各界的共同努力。而人们有必要认清这项重要的技术与其衍生术，以及能与之同步的法律法规之间的关系，对这种“奇异的文明”投以更宽容、尊敬的眼光。

1.5 可以拆卸的组件——器官移植

1.5.1 器官移植的历史

死亡，对于人类来说是那么的可怕，从远古时期的瘟疫，到霍乱、伤寒、天花、结核等恶性传染病，在这些疾病面前，人类的生命显得那么脆弱，但人类在付出惨痛代价之后往往能战胜疾病。现在我们不仅战胜了瘟疫、霍乱、伤寒、天花、结核，对艾滋病等过去望而生畏的传染病也能够做到极好的预防。2003 年 SARS 的突然暴发，在中国和世界都产生了社会的恐慌，中国更是全民皆兵，那一年，死神近在咫尺，然而，没有一个人临阵逃离，没有一个人犹豫彷徨，前面的倒下了，马上就有人紧急补上，倒下的人一经治愈，立即义无反顾重返沙场，中国战胜非典的故事为世界所称赞。

但是，人类能够战胜非典，不代表能够逃脱死亡的命运。目前人类死亡的主要原因是器官衰竭，从刚出生的婴儿，到年近百岁的老人，都不能改变器官衰竭的命运。我国有无数的肝脏衰竭病人及尿毒症期病人，如戊戌变法的革命家、文学家梁启超死于尿毒症，上将许世友、人民好公仆焦裕禄都因为无法抗衡肝病而去世。面对疾病的挑战，人类不得不对生命进行新的探索，于是一个新的名词诞生了——器官移植，就是将一个器官整体或局部从一个人体内用手术方式转移到自身其他地方或另一个人体内。其目的是用健康的器官替代功能丧失的器官，从而挽救病人的生命。

历史上，最早对器官移植的探索不是治病，而是出于人类对神的敬畏和对动物能力的向往。古埃及人将人的面相转移到狮子的身体上，创造出狮身人面的怪物，狮子是战神的化身，也是力量的象征，作为统治者的法老在金字塔旁建立巨大的狮身人面像，是为了守护陵墓，也是为了神化至高无上的权力，使自己死后成为万民膜拜的神灵，永远保持着对人世间的统治。现在，美国器官移植学会的吉祥物就是取自古希腊神话中的一个怪兽，这个名叫喀麦拉的怪兽有狮子的脸、羊的身体和蛇的尾巴。

然而，神话终究是神话，人类最早把器官移植用于治疗疾病是在公元前 3 世纪的中国，在《列子·汤问》一书中曾记载过神医扁鹊为两个病人互换心脏的故事，有一个齐国人和一个赵国人，两人性格不同，一个人很聪明，体质很弱，另外一个体质很好，身强体壮但是比较笨，两个人都羡慕对方，于是他们找到扁鹊，扁鹊用一种特殊的药物将两个人麻醉，在他们不省人事的时候，将两个人的心脏进行了调换。

1986 年，在美国的移植大会上，扁鹊换心这个图像，被作为大会的会标，这是国际公认最早的关于器官移植的文字记载，至于当时的手术是怎样进行的，手术的结果又如何，现在已经无从考证，但从现代医学的角度来看，心脏移植必须具备的技术和物质条件，在 2 000 多年前是根本无法达到的，血管的缝合需要非常细的线和很精密的技术，换取心脏时，要停止血液循环，这些在当时都是不可能实现的。

不仅在中国，西方的很多宗教故事里，也流传着许多关于器官移植的传说，其中最著名、流传最广的是卡斯莫斯兄弟换腿的故事，卡斯莫斯兄弟在宗教和医学史上被奉为圣人，传说两人为了躲避罗马人的迫害，来到叙利亚传教，在供奉两位圣人的教堂里，经常有得了怪病的病人不治而愈，以至于很多其他国家的人不远万里来朝圣，当时有一个朝圣者下肢得了肿瘤，无法行走，家人把他抬到教堂里，当他在教堂里睡着的时候，卡斯莫斯兄弟显灵了，他们把病人的腿锯掉，然后把一位刚去世的黑人的腿移植到他身上，当病人早上醒来时，发现自己换了一条腿，而且可以走路了。有很多不同版本的中世纪油画，记录了这个换腿的故事。

而在有据可查的历史上，最早移植的是皮肤组织。公元前 800 年，印度的刑法为了羞辱通奸者及其他罪犯，通常会割掉他们的鼻子，为了消除这种耻辱的标记，当时的外科医生发明了用额头或者身体其他部位的皮肤来修补鼻子的技术。

但在医学史上，公认最早的组织移植试验是从 18 世纪英国实验外科的先驱约翰·亨特尔开始的，他曾经用鸡做了一个试验，成功地把鸡的脚移到了鸡冠的部位，动物的标本及当时做试验的器械，至今还保存在英国一家医师学院的纪念馆里。在这之后，很多科学家开始在动物甚至在人的身上做组织移植的试验，有些试验获得了成功，但当人们开始尝试移植器官时，却遇到了无法解决的难题。

器官移植，首先要把器官的动脉、静脉和各种功能性管道切断，然后还要把这些细微的管道重新接通，这种重新构建的工作无疑很需要很精细的工具和十分高超的技艺才能完成，在 18、19 世纪没有医生能开展这样的技术来完成器官移植。

1902 年，一个名叫卡雷尔的法国人突破了这个瓶颈，卡雷尔是一名出色的外科医生，他发明了血管的三点缝合法，也就是血管的重建技术，他把两条血管的末端三等分分开，对接折叠，再用极细的针和线缝合，使血管内壁光滑，血流畅通，当时还没有细尼龙丝或是更好的缝合材料，卡雷尔用的线是护士的头发，针是手工制作的，非常精细，缝合血管的难度极高，为此他曾向巴黎最好的裁缝学习缝合技巧。

三点缝合法是一项非同小可的发明，它解决了外科手术中大的问题，使器官移植在技术上成为了可能。1912 年，卡雷尔由于在血管缝合和器官移植研究中的重要贡献，获得了诺贝尔生理学或医学奖。

在血管修复和重建技术产生后，各种器官移植的试验就开始了，卡雷尔是最早尝试在动物身上做心脏和肾移植的医生，虽然手术顺利完成了，但不久之后，接受移植的动物都会相继死亡。对此卡雷尔无法解释，其他科学家也遭遇了这个难题，试验中，动物的死亡成了难解的谜团，人们对器官移植的热情也一度冷却下来。

1.5.2 器官移植的绊脚石——排斥反应

揭开动物死亡谜团的是英国医学生物学家彼得·梅达沃，梅达沃早年在英国从事动物生理的一些基本研究。第二次世界大战爆发，受英国政府委托，梅达沃开始研究烧伤病人的植皮手术，不久，作为主管医生的梅达沃接触到一个在轰炸中被严重烧伤的病人，梅达沃知道深度大面积的烧伤是不可能自行痊愈的，他提出用别人的皮肤进行植皮手术，但是这种方法很快就被否定了，因为当时的医学界认为，从一个人身上取下的皮肤不可能在另一个人身上永久存活，除非恰好发生在同卵双胞胎上，这使梅达沃意识到，人体对外来的异物有敏锐的识别能力，此后，他投入了很多的时间和精力来研究人体怎样发现自体皮肤和异体皮肤之间的区别，他为一位女烧伤患者移植了两种皮肤，一种是从志愿者身上取下的皮肤，一种是从患者本人身上取下的皮肤，起初，这两种皮肤的生长没什么差别，但是几天以后，来自志愿者捐献的皮肤便受到了排斥，梅达沃想知道，如果从同一个志愿者再取下第二批皮肤进行移植，结果会是怎样。实验显示，第二批异体移植的皮肤立刻遭到了患者身体的排斥。

免疫反应是人体的一种自然反应，它攻击并摧毁入侵身体的异物，但不幸的是人体免疫系统并不会加以区别，它对所有外来异物，哪怕是用来拯救生命的移植组织和器官，都会毫不留情地加以排斥，梅达沃继续做了大量的实验，证实了在组织器官移植过程中的确存在免疫排斥，但是梅达沃和其他很多研究者都无法完全找到解决它的办法，由于免疫排斥的问题，器官移植的临床试验一直没有突破性进展，接受器官移植的病人没有人能活到一年。

要想解决移植中的排异问题，就必须抑制病人免疫系统的功能，在当时有两种方法，第一种方法，使用硫唑嘌呤类药物让免疫系统中毒，硫唑嘌呤是从致命的芥子气中提取出来的，在战争期间常常作为杀人的武器。另外一种方法，使用大剂量照射线来破坏患者的免疫系统，这会对人体造成很大的损伤，甚至容易引起癌变。

免疫系统是人类生物进化过程中获取的一种自我保护的能力，当人的免疫能力降低时，极易遭到细菌和病毒的攻击而引发感染，先天性免疫缺陷疾病肯定会导致死亡，因为细菌随时都可以侵入，现在人们所熟知的艾滋病的全称就是获得性免疫缺乏综合征，患病后，艾滋病病毒攻击人体内负责免疫的淋巴细胞，一旦淋巴细胞被杀死，人就丧失了抵抗力，各种感染就可能发生。在早年的器官移植中，病人常常因为感染而死亡，在20世纪80年代以前，器官移植的存活率只有20%，大约每5个接受移植的病人中，只有一个能同时避免排异和感染，侥幸活下来，科学家开始研究如何克服免疫机体针对移植器官发生的反应，同时，又不彻底地摧毁机体的抵抗力。

科学界很多惊人的发现和伟大的发明往往出自一个偶然的事件。1970年，瑞士一个药厂研究人员动身前往挪威度假时，发现一块颜色奇特的土地，出于职业习惯，他随手从这块土地上带走了一小袋土壤。他绝没有想到，正是这袋土壤，演绎出医药化学史上一段传奇的故事。很快，这袋土壤出现在山德士药厂的免疫实验室里，研究人员从这袋土壤样品里分离出一种新的真菌菌株，数字代号为24556，它就是日后轰动医学界并改写了移植历史的环孢素，山德士药厂免疫实验室主任金博尔教授通过大量的动物实验，发现了24556抑制免疫的奇特功效。1976年4月，在英国免疫学会会议上，他报告了这一惊人的发现，这个消息引起了剑桥大学罗伊·卡恩教授的极大兴趣，24556 被送到剑桥并在那里进行了动物实验，结果是爆炸性的：使用环孢素的动物与使用传统药物的动物相比，平均存活时间超过 10 倍，1978 年 10 月，在罗马召开的第 17 届国际移植协会大会上，罗伊·卡恩教授的实验报告再次证明了这种药物的神奇效果。

由于使用了免疫抑制剂，就是我们所说的环孢素，使器官移植病人的生存率从 20% 多变成了 80% 多，它能够使绝大部分（三分之二左右）的受者躲开器官的正常排斥反应。因此，我们今天的心脏移植、肾脏移植、肝脏移植等的发展，恐怕都离不开环孢素的作用。很快，环孢素在美国的许多医院被用于临床，在那里，这种药物同样取得了一连串的优异成果。环孢素的出现使人体器官移植进入了一个黄金时代，这是有史以来最伟大的发现之一，是迄今为止移植领域一个伟大的突破，很快，这种药品在全世界得到了广泛推广并一直沿用到今天。

在环孢素之后，很多免疫制剂也被开发出来，并被应用到临床治疗上，这极大地促进了器官移植的发展，到 2006 年年底，人类已经完成了除大脑以外的所有器官的移植。

1.5.3　移植发展的瓶颈

由于多种新型免疫抑制剂的开发应用，器官移植得到蓬勃发展。世界第一例成功的器官移植发生于一对孪生兄弟罗纳德和理查德，理查德因为慢性肾炎病危，为了挽救理查德，罗纳德毫不犹豫地捐出自己的一个肾。1954 年 12 月 23 日，在美国波士顿布里格翰和妇女医院进行的一场为时 5.5 小时的手术，不但成功地令理查德多活了 8 年，而且也成为人类医学史上首例获得成功的器官移植手术，开创了人类器官移植手术的先河。这对兄弟的主治医生 Murray 在 1990 年获得了诺贝尔生理学或医学奖。

就中国而言，自 1960 年吴阶平院士率先实行第一例人体肾移植开始，至 2002 年底，我国器官移植登记处统计共施行各种实质大器官移植 48 121 例次，其中肾移植 46 002 例次，最长存活 26 年；肝移植 1 840 例次，最长存活 8 年；心脏移植 148 例次，最长存活 11 年；胰－肾联合移植 115 例，最长存活 8 年；肺移植 16 例，最长存活 7 年；其他器官，如小肠、睾丸、卵巢移植也都获得成功。

目前我国的器官移植数量已位居亚洲第一、世界第二，其种类和成功率也达到或接近国际先进水平。据不完全统计，截至 2008 年年底，全国累计完成肾移植 86 800例；肝移植 14 643 例；心脏移植和肺移植分别为 717 例和 165 例；小肠移植 17 例；胰 – 肾联合移植 209 例。

然而，捐献器官数量同需要器官移植治疗的患者数相比，两者之间存在着巨大差距。我国每年约有 150 万患者需要器官移植，而每年器官移植手术仅有 1 万例左右。全球每年约有 1/5 的等待移植的患者因不能及时获得供体器官进行移植而死去。供体器官的短缺不仅危及终末期疾病患者的生命，而且严重阻碍了器官移植技术的发展。

1.5.4 生命的延续——器官捐献

英国的戴安娜王妃，这位善良的女士为世界留下了她最后的爱，在她发生车祸后，按照她生前的遗愿，她的器官被分别移植给四个国家的八位病人，挽救了八个生命。她的美丽和哀痛已经渐渐被世人遗忘，然而，八个依然健康的生命用活着这种最好的方式在纪念她。一个捐献者可以提供多种器官和组织，甚至可以挽救 10 个人的生命，然而很多人对于器官移植缺乏了解，他们并没有认识到这一需求是多么迫切，事实上，同意在死后捐献器官的人并不多，多数人不希望自己死后的身体有所残缺，尽管世界上没有任何宗教或信仰明确禁止器官捐献，但还是有人担心那样会影响到灵魂的安息。另一方面，所有的器官捐献最终都要得到死者家人的认可，有些时候，死者的家人会拒绝医生对尸体进行器官分离，毫无疑问，在失去亲人的悲痛时刻，他们很难做出同意捐献器官的决定。

有一个名词大家可能知道，就是脑死亡，脑死亡有别于“植物人”，“植物人”脑干功能存在，其昏迷只是由于大脑皮层受到严重损害或处于突然抑制状态，病人可以有自主呼吸、心跳和脑干反应，而脑死亡则无自主呼吸，是永久的、不可逆的，脑死亡的病人虽然可以在呼吸机支持下存在心脏跳动，但其实已经死亡了。

1967 年，在南非的克罗特斯基医院，巴纳德成功地为一名男子实施了心脏移植手术，器官来自于一个因车祸脑死亡的女性捐献者，这是全世界第一例人体心脏移植手术，默默无闻的巴纳德一夜之间声名鹊起。同时，这个事件对脑死亡标准的确定和立法起到了很大的推动作用。

20 世纪 50 年代，在美国斯坦福，心脏外科医生诺曼·纱穆维和他的研究小组做了大量心脏移植的基础研究和动物实验，直到现在，心脏移植多是采用他在实验室定型的技术。然而尽管纱穆维的技术非常成熟，但是在临床应用上却受到了重重阻力。因为心脏移植需要一颗跳动着的心脏，所以一定要用脑死亡的供体，但是，伦理委员会不批准，以至于脑死亡的人心脏停止，心脏病患者也没能获救，两个人双双死去。当美国人的学生——来自南非的进修医生巴纳德于 1967 年，在南非完成全世界第一例人体心脏移植手术后，美国人气急败坏，因为第一名被南非人抢去了，伦理委员会当即做出检讨，伦理委员会的做法对脑死亡的立法起到了很大的推动作用。1968 年，脑死亡标准首先在美国被提出，1971 年，芬兰第一个从法律上接受了这个死亡标准，紧接着，美国、英国、法国、比利时、丹麦等国也先后接受了脑死亡的标准。

在很多国家，确定捐献者脑死亡之后，医生就可以从他身上取下所需的器官。目前，我国尚未颁布任何脑死亡诊断标准及法规，主要的捐献者仍然为心脏死亡捐献，但已有几家医院尝试对脑死亡患者进行诊断，并用其器官进行移植。这种独立行为并没有违反现有法规，但这种尝试毕竟没有得到法律的保障，而且与医疗常规不相符。所以我国需要尽快对脑死亡诊断过程从法律上予以规范，加强对医院及医务人员的监督，最大限度地保护自愿捐献型患者的权益，避免误诊。

但捐献器官者仍然很少，据不完全统计，自我国 2003 年第一例器官捐献以来至 2009 年 5 月，仅有 131 例公民逝世后捐献器官的案例。政府和社会为此也一直在努力，2009 年 8 月 25 日，中国红十字会总会、卫生部在上海联合宣布启动建立人体器官捐献体系，并在我国 10 个省、市开展人体器官捐献试点工作。器官移植在发展的同时，也在加强着规范和监管，2007 年 5 月 1 日我国正式颁布并施行了《人体器官移植条例》，2009 年 12 月 28 日，卫生部下发了《关于规范活体器官移植的若干规定》。2012 年 10 月 10 日，卫生部透露，卫生部已制定《中国人体器官获取与分配管理办法（试行）》，今后将建立人体器官分配与共享信息系统，依靠信息系统分配移植器官。这将提高分配效率、防止器官浪费、实施监控管理、保证每一例分配的溯源性，消除主观和人为因素的影响和干预。有效降低移植等待名单上患者的死亡率，更加公平。

1.5.5 我国器官移植的困惑和希望

自1960年吴阶平教授开展了我国首例肾移植以来，我国每年器官移植的总例数仅次于美国，居世界第2位，各类器官移植病人的生存率也已经接近国际先进水平，但是供体短缺的问题越来越严重，已经明显制约着器官移植事业的发展。

现阶段我国移植器官很大一部分来源于死刑犯，但因涉及的法律和伦理学问题无法被国际上普遍接受。而死刑犯捐献器官数量也将随着我国法制建设的推进逐渐减少，于是公民捐献器官成为我国目前器官的主要来源，中国卫生部副部长黄洁夫也明确表示，中国人体器官移植将在一至两年内取消对死刑犯器官捐献的依赖。

但是没有死刑犯，器官从哪里来呢？

一部分是活体器官移植，但是，由于社会发展不均衡、医疗体制不完善，活体器官来源呈现出严重的混乱状态，时有发生被迫捐献、买卖器官，甚至非法获取活体器官的违法事件。严峻的局势迫使国家卫生部发布《关于规范活体器官移植的若干规定》，严格限制活体器官移植捐献行为在三代以内血缘关系亲属内实施。此举虽然有效控制了活体器官移植的混乱局面，但是有学者认为其矫枉过正的做法，使一些符合伦理的活体器官移植无法开展，一定程度上限制了活体器官移植的发展。

因此，应该倡导具有器官移植资质且技术成熟的医疗单位才能进行活体器官移植，在社会上如实宣传活体器官移植的进展，鼓励适合的患者人群选择活体器官移植以解除疾病困扰。

另一部分就是公民死亡后捐献，鼓励公民死亡后捐献器官是目前我国最重要的一条路径，是我国未来器官来源的主要解决途径。主要包括脑死亡器官捐献（donation after brain death，DBD）和心脏死亡器官捐献（donation after cardiac death，DCD）两种形式。

理论上 DBD 是器官移植最佳的器官来源，实际上 DBD 也是国外器官移植的主要器官来源，未来也有望成为我国器官移植的主要器官来源。但是，我国至今尚未确立脑死亡的执行标准，脑死亡也尚未得到我国法律的确认，因此 DBD 在我国仍无法实施。积极推动脑死亡立法，是解决这一矛盾的第一步。不过，根据近邻日本和中国香港等国家、地区的情况分析，即便脑死亡法顺利公布实施，短期内 DBD 也难以提供稳定的器官供给，还需要社会的进步和有效的宣传，增加公民对这一行为的认可度。因此，DCD 仍是我国目前的最主要器官来源途径。

中国卫生部与红十字会于 2010 年 3 月 2 日启动人体器官捐献试点工作。截至 2012 年 9 月 30 日，38 个试点单位完成人体捐献 465 例，捐献器官 1 279 个，这大大解决了我国器官来源不足的问题，也给濒临死亡的病人提供了更多获得救治的机会。

然而，器官毕竟是有限的，那么多等待移植的病人，如何分配呢？

建立公开、公平、合理的器官分配体系，这对于保证公民死后器官捐献具有重要意义。器官分配体系不完善，不但使我国的器官移植得不到国际同行的认可，有限器官的不合理分配使用，也会严重打击器官捐献者的积极性。2011 年 4 月 6 日，中国器官移植分配与共享系统上线使用，这个系统借鉴了各国器官分配制度的优点，是我国器官移植分配制度的具体体现。一方面，这个制度体系致力于保证有限的器官得到最合理的使用，获得最大的效益；另一方面，这个系统可以让国际社会和国人看到我国器官捐献者的高尚行为是如何挽救一个个鲜活的生命，这本身就是最有力的宣传和教育，促使更多的人加入这个体系，是器官捐献数量持续稳定增多的重要保证。

社会的发展进步是器官捐献的持续推动力。器官捐赠不仅可以救助他人生命，而且是个人生命的延续。随着中国社会文明程度的提高、经济状况的改善、个人观念的转变，我国器官捐献的前景将越来越好。

1.6 疾病防治的密码——基因治疗

1.6.1 治疗遗传病的唯一方法

18 世纪的英国科学家道尔顿是近代原子理论的奠基人。一个圣诞节，青年道尔顿给母亲买了一双长袜作为圣诞节礼物。母亲收到儿子的这份礼物非常高兴，但美中不足的是袜子颜色实在太鲜艳，与自己的年龄不相称。道尔顿得知后吃惊地问母亲："深蓝色怎么不相称?"母亲则感到意外："什么? 这袜子像樱桃一般红呀!"从此，道尔顿才知道自己的色觉和别人的不同，他不能区分红色和绿色，是一个红绿色盲患者。遗传学家发现，色盲是一种遗传病，导致道尔顿患色盲的基因是由他的母亲传给他的。但是，人们对于色盲这种遗传病的治疗却是束手无策。

随着人们的生活水平的提高，大家越来越关心身体的健康状况，疾病的预防和控制作为一项社会性事业也显得越来越重要。虽然我们已经消灭了一些曾经的"不治之症"，如天花，但是各种遗传病、癌症等疾病还在时刻威胁着人类的生存与健康。尤其是遗传病，尽管十分罕见，但是各种类别的遗传病患者累加起来，在社会中占有相当大的比重。特别值得关注的是，新生儿中各种遗传性疾病患儿的比例竟为出生总数的 3% ~10.5%。这些遗传病患者长期饱受病痛的折磨，给其家庭和社会增添了相当大的负担。

面对疾病，人们传统的治疗手段无非是吃药、打针、做手术等，但是它们都存在一些不尽如人意的地方。比如吃药、打针比较烦琐，而手术则要承受皮肉之苦，还会给患者造成很大的心理压力或健康威胁。更为重要的是，面对遗传病，传统的治疗方法价格昂贵，周期又长，而且很难达到根治的目的。因此，人们一直致力于寻找一种新的，可以更好、更彻底地治疗遗传病的方法。

随着 DNA 双螺旋结构的发现和以 DNA 重组技术为代表的现代分子生物学的发展，人类对疾病的认识不断深入，越来越多的证据表明多种疾病尤其是遗传病的发生与基因的结构或功能改变有关。例如，血友病就是由于血细胞中编码凝血因子蛋白的基因发生功能障碍而造成身体易出血的遗传病。因而，科学家萌生了从基因水平治疗这些遗传病的念头。1968 年，美国科学家迈克尔·布莱泽在医学界最著名的杂志——《新英格兰医学杂志》上发表了名为“改变基因缺损：医疗美好前景”的文章，首次提出了基因治疗的概念。

基因治疗，可以理解为将基因作为“药物”来治疗疾病。它是指将经过选择的正常基因导入病人的细胞以替代功能障碍的基因，只要导入的基因能在体内存活，并产生具有治疗作用的特定蛋白质，即可达到治疗疾病的目的。传统的治疗手段（药物、手术等）对于遗传病只是“治标不治本”，而基因疗法则是从病根下手，是根治遗传病的唯一办法。

1.6.2　曙光乍现

但是基因治疗临床试验的实施却是一波三折。1968 年“基因治疗”进入人们的视野，此后的二十年，从学术界到宗教、伦理、法律各界，对基因治疗能否进入临床一直存在很大的争议；直到 1989 年美国才批准了世界上第一个基因治疗临床试验方案，而 1990 年首例基因治疗临床试验的成功标志着基因治疗新时代的到来。

1990 年 9 月 14 日，在美国国立卫生研究院（NIH）临床中心，年仅 4 岁的美国女孩阿尚蒂接受了人类历史上第一次针对遗传病的基因治疗。阿尚蒂患有严重的复合型免疫功能缺乏症（severe combined immunodeficiency，SCID），这是一类致命性遗传病，严重损害骨髓和淋巴造血系统。这种情况类似于艾滋病患者晚期，很容易感染死亡，必须整天生活在无菌室里。因此，患有这种疾病的小孩也被称为“泡泡婴儿”。如果不治疗，患者在 1～2 年内必死无疑。不幸的阿尚蒂就是由于先天性缺乏一种叫作腺苷脱氨酶（ADA）的基因，不能合成腺苷酸脱氨酶而患此病，最终导致 T 淋巴细胞中毒死亡，免疫系统基本被破坏。由于传统的治疗方法不仅治疗效果低，而且频繁的输注、昂贵的价格、潜在的病毒危害及免疫反应让阿尚蒂看不到生命的希望。

1990 年，美国科学家安德森博士等人从阿尚蒂身上抽血，分离出少量的 T 淋巴细胞；然后将正常的外源性腺苷脱氨酶基因用生物学方法转入上述 T 淋巴细胞的细胞核内；最后，将这种改造过的 T 淋巴细胞扩大培养后通过常规的静脉注射缓缓地回输到阿尚蒂的体内。外源性腺苷脱氨酶基因开始合成腺苷酸脱氨酶，从而拯救了T细胞，使其能够产生抗体并杀死被病毒感染的细胞。基因治疗结束后，女孩生命体征一切正常，并获得一定的免疫功能。

她终于彻底告别了与世隔绝的无菌室，走进了灿烂的世界里，与其他小朋友一起游戏，拥有了幸福的童年。

这一事件在全美乃至全球都引起了极大的震动，它标志着人类在治疗遗传性疾病方面进入了一个全新的阶段。此后，各国争相开始基因治疗的临床研究。

1991年10月底的一天，一个患有血友病B遗传病总是出血不止的小男孩，在复旦大学科学家和长海医院医生的合作下接受了基因治疗。医生将带有健康人正常凝血因子基因的病毒导入男孩体外培养的皮肤细胞；然后将带有正常凝血因子的皮肤细胞与胶原混合，制成基因治疗临床注射用的针剂，注入男孩体内，最终使他恢复了健康。这是基因治疗血友病B的首次临床试验，也是全世界第二种遗传病基因治疗的成功范例，因而被载入了基因治疗的史册。

基因疗法治疗遗传病的成功，引领了医疗新时代的到来。由于癌症是具有遗传基础的疾病，因此基因治疗在癌症的诊断和治疗上有着巨大潜力。1991年美国的Rosenberg博士对50名黑色素瘤晚期患者进行了基因治疗。他们把外源的肿瘤坏死因子（TNF）基因转入肿瘤浸润淋巴细胞（TIL），结果TIL能集中在肿瘤所在部位杀死肿瘤细胞，取得了一定的试验效果。该试验开创了基因疗法治疗癌症的先河，从此，基因疗法也开始用于各种癌症的研究和治疗。

基因治疗在部分遗传病和肿瘤临床应用上的成功给许多疾病的治疗带来了希望，医学界对于基因治疗的研究呈现狂热态势。但是由于一些关键技术还没有解决，基因治疗在获得初步疗效的同时还存在很多问题，因此它在临床应用中碰壁也是必然的。

1.6.3 突遇瓶颈

20世纪90年代，医学界对刚刚出现的基因治疗满怀期待，然而，基因治疗的发展却不是一帆风顺的。由于最初的基因治疗技术达不到预期的治疗效果，不断遭到质疑，人们也逐渐对其丧失兴趣。

1999 年，美国一位患有先天性鸟氨酸转甲酰酶缺陷症的 18 岁少年在宾夕法尼亚大学人体基因研究所施行基因治疗 4 天后死亡，致使基因疗法遭受重创，人们对基因治疗的热情骤然间降至冰点。但随后的调查结论证明，事故主要是由于基因治疗对象选择有误及用药剂量过大，与基因治疗本身无直接关系。但是即便如此，人们对基因治疗的安全性逐渐产生怀疑，而美国食品和药物管理局也终止了该大学的 8 项正在进行中的基因治疗临床试验。

随后，2002～2003 年间，法国巴黎 Necker 儿童医院因重症联合免疫缺陷综合征（SCID）接受基因治疗的患者中，有 2 例出现了类白血病样的症状。这次事件，经过媒体的广泛报道和渲染，又一次引发了基因治疗安全性危机的大讨论。EMA（欧洲药品管理局）和 FDA 开始担心基因治疗药物的安全性和有效性，先后暂停或暂缓了诸多基因治疗项目。投资者也不像当初那么冲动，纷纷撤离该领域。从此，人们对基因治疗的期望跌到了低谷，基因治疗临床试验也受到了更严格的监管，安全示范标准比其他治疗方法都要高。

但是，如果冷静、公正而又深入地去审视和考虑基因治疗的得失，我们不得不承认基因治疗给无法治愈的疾病带来了希望，其利远远大于其弊。人们在对过去几年基因治疗临床试验进行总结评估后，逐渐意识到基因治疗的一些关键性技术没有得到解决，这才是导致基因治疗遇到瓶颈的原因。因此，人们并没有放弃对基因治疗的希望，有“基因治疗之父”之称的安德森教授也呼吁社会继续进行基因治疗的研究，他指出“我们必须清楚，让一些事件阻碍了基因治疗的进程，那才是最大的悲剧”。因此，人们提出了对基因治疗关键性问题进行研究的必要性，使基因治疗由之前的狂热化转入理性化的正常轨道，而基因疗法也在逆境中蹒跚前行，最终迎来新的希望。

1.6.4 重燃希望

艰难度过 20 世纪末的低谷期，基因疗法在沉寂多年之后终于传来好消息，一系列试验的成功为基因治疗重新点燃了希望。

先天性黑蒙症（Leber’s congenital amaurosis，LCA）是一种罕见的眼科遗传病，主要由于一种名叫 RPE65 的基因出现变异而导致病人的视力随着年龄的增长而衰退，一些人成年后会因此失明，这种疾病目前尚无有效疗法。2009 年，英国伦敦大学和美国宾夕法尼亚大学的研究人员同时报告，他们用外源性 RPE65 对 LCA 患者进行视网膜下注射，能够改善部分患者的视力。在第一批临床试验中，12 名部分失明患者的感光能力有了明显改善。其中 4 个孩子重获视力，能进行体育运动，不再需要辅助器材。治疗 1 年后，病人眼部和体内没有出现任何免疫反应。这一试验的成功说明基因疗法在治疗先天性黑蒙症这一顽固疾病上取得了初步胜利，也为彻底根治黑蒙症指明了方向。

帕金森症是一种中老年人常见的中枢神经系统变性疾病，主要表现为患者动作缓慢，手脚或身体其他部分的震颤，身体变得僵硬。绝大部分帕金森症患者将最终被禁锢于家中或病床上，为家庭和社会增添了沉重的经济和心理负担。2009 年 10 月，法国巴黎一家医院的科研人员在实验室中利用基因疗法给罹患帕金森症的短尾猴植入 3 个基因，促使其大脑中特定细胞分泌化学物质多巴胺。接受基因治疗后，患病猴子的运动能力得到极大改善，治疗效果维持了 44 个月，且未出现常见疗法所引起的不良反应。初步结果显示，这种基因疗法在动物身上是安全的。2011 年，美国两个独立的研究小组发表的两项研究成果显示，用基因疗法治疗帕金森症的临床试验已取得突破性进展，接受临床试验的患者症状明显改善，并且暂时没有发现任何不良反应。论文发表于《The Lancet》（中文名《柳叶刀》），该杂志是目前世界医学界最权威的学术刊物之一，重点在于传播临床医学领域的重大发现和突破。这份报道使人们对未来帕金森症的基因治疗充满了希望。

2009 年是基因治疗“全面开花”的一年，除了上述研究，还有其他的一系列重要成果。例如：美国波士顿大学的研究人员用基因疗法治疗 α－1 抗胰蛋白酶缺乏症引起的肺气肿，效果非常明显；而针对肌肉萎缩症进行的基因疗法在动物实验上也获得了成功；此外，基因疗法在治疗肥胖症上也有可喜的进展；最重要的是，人们开始了首个关于艾滋病病毒（HIV）感染患者的基因治疗临床试验，结果显示接受携带相关分子的血液干细胞能够有效抑制 HIV 病毒的复制，并且未发现相关的毒副作用等。

这一系列试验的成功预示着基因治疗的“春天”即将到来，而人们对基因疗法再次给予厚望。“基因疗法的卷土重来”也被世界顶级的综合类刊物《科学》评为2009年的十大科学突破。

1.6.5　基因治疗的手段和应用

基因治疗的效果如此明显，那么它到底有什么神秘之处，又是如何发挥作用的呢？

总体来说，基因治疗的手段包括基因置换或补充、基因修复、基因限制和基因增补等。

基因置换，即利用生物学方法将整个变异基因去除，用正常基因取而代之，使致病基因得到永久替换，就像外科移植手术一样。这无疑是最理想的方法，但目前尚未实现。

基因补充，即通过导入的基因成功表达出患者体内因基因缺陷而表达不足的蛋白质。这就好比修路，路坏在何处不重要，也不去修复，而是另辟蹊径，重新修一条类似的公路替代。不理会原来的缺陷基因，而是将人体正常基因添加到患者细胞内，使其发挥抵抗疾病的功能，如血友病基因治疗就是针对凝血因子缺陷，而补充外源的正常凝血因子基因。

基因修复，即将致病基因的突变碱基进行定点修复，而正常部分予以保留，从而达到修复缺陷基因的目的。这是从根本上找出疾病之源进行治疗的最为理想的策略。好比路坏了，对出现故障的路面进行原位修复，使之恢复通行。这种方法虽然理想，然而目前实施的条件还不成熟。而且由于体内微环境比体外环境复杂得多，因此进行临床试验难度非常大，结果也不是很理想。例如镰形细胞贫血症是一种遗传病，它是由于患者的血红蛋白分子存在一个碱基的突变，导致患者的红细胞表现为镰刀状而不是正常的圆饼状，因此其携氧能力只有正常红细胞的一半。虽然人们在体外能够准确无误地纠正人血红蛋白基因发生突变的碱基，但是临床试验却不尽如人意。

基因限制，即采用调控基因表达实现干扰或抑制某些有害基因的表达，来恢复人体正常的调控网络。比如向肿瘤细胞中导入肿瘤抑制基因以抑制肿瘤基因的表达。

基因增补，又称“无中生有”，即采用其他生物的基因或者开放人类本已关闭的基因，用以补偿缺陷细胞的功能或使原有功能得到增强，进而达到治病的目的。比如地中海贫血症的治疗，就是将正常的无缺陷基因引入红细胞，然后将这些修正的红细胞移植入患者体内，以达到基因治疗的目的。

基因治疗是医学界公认的从根本上治疗遗传病的唯一途径。除了遗传病，肿瘤、神经性疾病、心血管疾病及自身免疫性疾病也是基因治疗的对象。

随着肿瘤发病机制和遗传特性的深入研究，以及大批新基因新靶标的陆续发现，在未来的几十年内，基因治疗一定会有重大突破，成为肿瘤治疗一种必不可少的治疗手段。另一方面，由于肿瘤是多因素、多环节、多阶段的复杂的基因疾病，依靠单一方法并不能达到最理想的抗肿瘤效果，因此，与传统治疗方法相结合、针对肿瘤的不同特征进行个体治疗也已成为基因治疗发展的一个趋势。

1.6.6 前景展望

基因治疗经历20多年的曲折发展，取得了令人瞩目的成绩。虽然基因治疗还存在安全性和有效性等问题，但它的理论基础和发展前景是显而易见的。相信不久的将来，基因治疗将成为“包治百病”的“灵丹妙药”。

除此之外，基因治疗还将成为多种疾病预防的有效措施之一。现代医学对于疾病正由治疗转向预防，而基因诊断就是预防疾病尤其是遗传病的理想措施。基因诊断是指在遗传病患者还未表现出任何症状之前就能够将其确诊的一种新技术。采用基因诊断技术可以检查人体细胞内有没有致病基因，或有哪一种致病基因，从而采取相应的基因治疗手段将这些遗传病扼杀在摇篮之中。基因诊断技术不仅可以诊断遗传病，还可以顺利地检查出隐藏在人体细胞内的病毒，在它们还未对我们身体造成危害之前就设法消灭它们。此外，基因诊断还可以用在孕妇例行的产前检查，一旦发现胎儿含有致病基因或者患有遗传性疾病就可立即施行基因手术，从而降低新生儿遗传病的发病率，大大提高人类的素质。

总之，作为生物技术发展的前沿，基因治疗将为众多疑难杂症的治疗和预防开辟更加广阔的前景，进而为人类的健康带来不可估量的利益。尽管基因治疗还存在安全性、有效性、伦理性等许多问题，但是我们有理由相信，随着科学研究的不断深入、人们知识水平的不断提高及新技术的发展，基因治疗的研究一定会有更大的突破，基因治疗必将会得到更加广泛、更加科学的应用。到那时将会有更多的不治之症变为可以治疗的疾病，我们殷切地期待着这一天的到来！

1.7 药物来源的宝库——生物医药

1.7.1 干扰素的历史——从实验室研究到临床实践

干扰素的出现充满了神奇和偶然色彩。20 世纪 50 年代之前由病毒造成的传染病大流行严重影响了人类的健康，仅 1918 年一次全球暴发的流感就造成了 4 千万人的死亡，此外天花、麻疹、脊髓灰质炎等病毒引起的传染病也是非常流行。然而，人类一直没有找到一个像对抗细菌感染一样对抗病毒的有力武器，虽然当时免疫学的发展促成了人类疫苗的研制成功，通过疫苗人们成功地抵御了天花、麻疹、脊髓灰质炎的侵袭，然而，由于流感病毒容易变种，流感疫苗一直未能研发成功，但仍有很多科学家在不遗余力地进行着流感病毒疫苗及其免疫接种等相关的研究。

艾萨克斯（图 1－10）在 1921 年出生于英国格拉斯哥，大学毕业后艾萨克斯将很大的精力投入到了流感病毒相关的研究，并曾担任世界流感中心主任。1957 年艾萨克斯在进行流感病毒试验时，发现鸡胚中注射灭活流感病毒后，鸡胚细胞膜中生成了一种物质，这种物质具有“干扰”流感病毒感染的作用，艾萨克斯就将这种物质称为“干扰素”。1957 年之后，艾萨克斯在伦敦国家医学研究院继续从事干扰素相关研究，而且后续很多进行干扰素研究并取得一定成就的专家都有与艾萨克斯共事或在艾萨克斯的研究室学习的经历，从这个意义上讲，艾萨克斯可谓是“干扰素之父”。

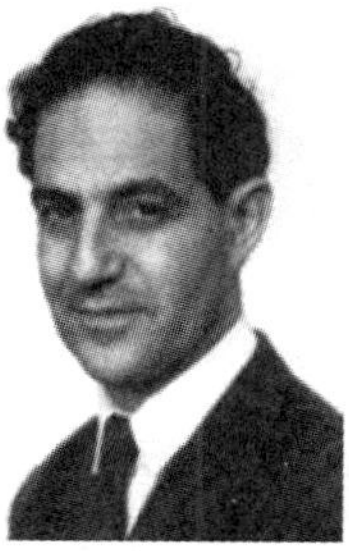

图 1－10 艾萨克斯

继艾萨克斯发现干扰素之后，人们对干扰素抗病毒作用机制的探索又经历了一个戏剧而漫长的过程，在这个过程中，一个非常重要的人物就是罗伯特 · M · 弗里德曼（图 1－11）。1958 年弗里德曼毕业于纽约大学医学院，在就读期间，弗里德曼就对微生物学具有非常浓厚的兴趣，其老师将其推荐给美国国立卫生研究院负责微生物研究的山姆男爵博士。之后，井里德曼和山姆共同致力于动物从病毒感染中恢复健康的机制研究。研究过程中，他们发现实验动物可以在不产生针对性抗体的情况下从病毒感染中痊愈。这时山姆突然决定，要与弗里德曼一起到英国伦敦与艾萨克斯共同研究干扰素。之后，弗里德曼在艾萨克斯的研究室以访问学者的身份进行了两年的研究，在此期间，弗里德曼发现干扰素在动物体内产生于病毒感染的部位，并确定动物之所以能从病毒感染中恢复也是由于干扰素的作用。弗里德曼在 1966 年到 1971 年期间，发现干扰素对病毒的抑制作用主要是干扰素干扰了病毒信使 RNA 功能，从而抑制了蛋白的合成。之后干扰素抗病毒作用的作用机制才被逐渐展开。

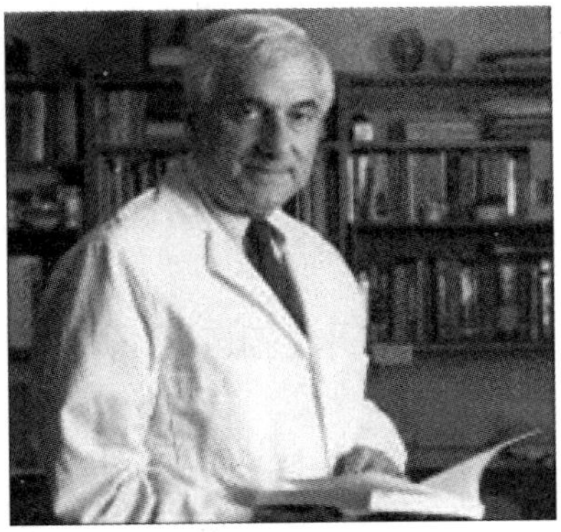

图 1－11　罗伯特·M·弗里德曼

在干扰素早期发展历程上另外一个重要人物就是德里克·C·伯克（图 1－12），伯克毕业于美国耶鲁大学。当时人们对干扰素的热情正处于高涨时期，很多学者已经在考虑如何将干扰素转化为实际应用。德里克·C·伯克把精力投入到干扰素的生产流程的研究，在 1980 年左右实现了通过人类白细胞进行干扰素的量化生产，虽然这种生产方式无法与基因技术出现后的生物工程生产方式相比，但对于干扰素从实验室走向临床有着非常重要的意义。

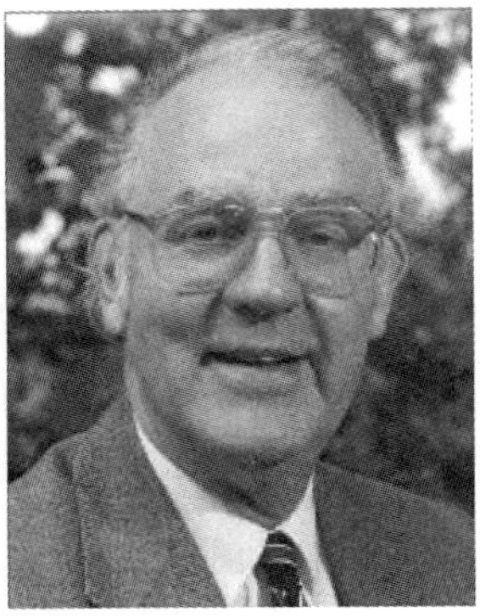

图 1－12　德里克·C·伯克

1962 年西德尼·佩斯特卡在美国国立卫生研究院进行博士后的工作过程中，被干扰素相关研究工作深深吸引。虽然当时人们已经知道干扰素是一种蛋白质，但对于干扰素的化学结构和构成还一无所知。基于佩斯特卡实验室处理 mRNA 的丰富经验，佩斯特卡成功分离出了干扰素的 mRNA。1975 年，佩斯特卡意识到可以通过干扰素 mRNA 克隆其 cDNA，然后用于干扰素的生物合成。1978 年，他们将结果发表在了《科学》杂志上。两个月之后佩斯特卡等在一个样本中成功克隆出干扰素 α，并很快与基因技术公司签订协议进行工业化生产，成为第一个通过基因工程生产的干扰素，并于1986年获得美国食品和药物管理局的认可。此后，干扰素 α 分别于1988年被美国食品和药物管理局批准用于尖锐湿疣（由疣状病毒引起的一种病变）的治疗，于1991年被美国食品和药物管理局批准用于丙型肝炎的治疗，于1992年被美国食品及药物管理局批准用于乙型肝炎的治疗，也成为治疗乙肝最早的药物，至此，乙肝抗病毒治疗的序幕正式展开。

干扰素对许多疾病都有很好的治疗效果，一直是医学研究的重要对象。目前干扰素已经成功运用于抗病毒、肿瘤治疗等方面。传统的干扰素生产方法是从人血液中的白细胞内提取的，每8升血液只能提取1毫克干扰素，其成本高得惊人。据计算：要获取1磅（453克）纯干扰素，其成本高达200亿美元。这使大多数病人没有使用干扰素的经济能力。然而1980年后，科学家用基因工程方法在大肠杆菌及酵母菌细胞内获得了干扰素，从每千克细菌培养物中可以得到20～40毫克干扰素。现在要获取1磅（453克）纯干扰素，其成本不到1亿美元。基因工程生产出来的大量干扰素，是基因工程药物对人类的又一重大贡献。

为了充分发挥干扰素的作用，人们利用基因工程的方法对重组干扰素基因序列、表达系统等方面进行改进，取得多项进展。重组干扰素较天然干扰素具有高产、高效能、低不良反应等特点，已更广泛地运用到临床。从1987年开始，用基因工程方法生产的干扰素进入了工业化生产，并且大量投放市场。其中，基因工程人干扰素 α－2b 是我国第一个国产化的基因工程干扰素，具有抗病毒、抑制肿瘤细胞增生、调节人体免疫功能的作用，广泛用于病毒性疾病和多种肿瘤的治疗，是当前国际公认的病毒性疾病治疗的首选药物和肿瘤生物治疗的主要药物。现在基因工程干扰素已广泛用于疾病的治疗，相信不远的将来，干扰素的应用将更加方便、多样化。

1.7.2 胰岛素发展史

糖尿病作为一种严重的疾病已广为人知，它是目前世界各国的主要疾病之一。随着人们寿命的延长和生活水平进一步的提高，糖尿病将成为21世纪人类健康的主要危害。发现胰岛素以前，患病者不是死于酮症酸中毒，就是饿毙，悲惨的情景是现代人所不能想象的。而应用胰岛素治疗糖尿病始于1922年，至今仍为治疗1型糖尿病的首选药物，具有不可替代的作用。

1869年，德国医学生保罗·朗格汉斯在显微镜下研究胰腺结构时，发现了以往未曾引人注意的细胞团散落在胰腺中，这些细胞团后来被命名为“胰岛”，但在当时，人们并不清楚这些细胞的作用。20年后，奥地利两位学者冯梅灵和明可夫斯基通过研究证实，去除这些细胞，糖尿病随即发生。这种明确的关联性，使研究者们开始了用胰腺提取物治疗糖尿病的探索之旅。

班廷是加拿大儿童医院外科医师，当时的医学对胰脏了解得很少。班廷只知道胰脏与糖尿病有关，切除动物的胰脏会引发糖尿病昏迷等症状，一两周内动物必然死亡。他反复思考：糖尿病患者血液中的糖分为什么与众不同，即不能转变为身体需要的燃料而加以利用，使之变成热能呢？1920年10月31日，班廷在一次备课时突发了这样的灵感——结扎狗胰管，6~8周后待其退化，再将剩余部分取出进行提取。1921年春，为了验证自己的想法，班廷关闭了诊所，辞掉了工作，对多伦多大学生理学系J·R·麦克劳德教授提出了唯一的要求——“我只要10条狗，1名助手，做8周实验”。班廷与22岁的助手查尔斯（图1－13）将犬的胰脏取出切碎，用冰冻过的捣臼研细，加入冷套环液稀释，滤掉颗粒，制成了第一份粉红色的胰提取液。随后又发现用乙醇从胰腺内提取降糖物质的方法。4个月后，胰岛素提取成功。而后，麦克劳德也加入到胰岛素的提纯过程中。

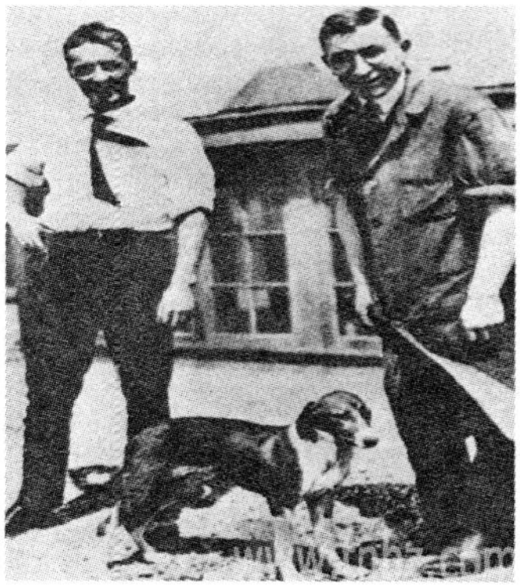

图1－13　班廷和查尔斯在实验

很快全世界都知道了29岁的班廷和他所创造的奇迹，各地的糖尿病患者纷纷要求能得到治疗，这使得班廷和他的合作者们很快就研制出在酸性和冷冻（冷冻也可使胰蛋白酶失去活性）的条件下，用乙醇直接从动物（主要是牛）胰腺里提取胰岛素的方法，并在美国的礼来制药公司进行大规模的工业生产。

1923年，瑞典诺贝尔奖委员会将诺贝尔生理学或医学奖颁给了班廷和麦克劳德医生。这一年，胰岛素作为商品上市，上市当年即有7 500位医生对25 000例糖尿病患者使用了该药。为纪念班廷的巨大贡献，世界卫生组织和国际糖尿病联盟将班廷教授的生日——11月14日定为“世界糖尿病日”。弗雷德里克·班廷基金会也因此而诞生。

1955年桑格发现了胰岛素的一级结构而获得了诺贝尔化学奖。1965年我国科学家成功合成结晶牛胰岛素。1969年霍吉金斯利用X射线衍射测定了胰岛素的三维立体结构，再一次获得了诺贝尔化学奖。早期的胰岛素是从猪、牛或羊的胰脏提取的粗产品，直到1936年才由斯科特利用重结晶法在锌离子的存在下得到了纯化的胰岛素晶体，为长效胰岛素制剂的发展奠定了基础。但是，真正在胰岛素纯化方面的历史性突破是1960年色谱技术出现以后。20世纪70年代末，丹麦的诺瓦公司生产的半合成胰岛素曾大量投放市场，但很快就被重组基因工程生物合成人胰岛素取代并广泛应用于临床，主要的制剂有美国礼来公司的优泌林系列和丹麦诺瓦公司的诺和灵系列。

美国礼来公司于1982年首先利用重组DNA技术合成人胰岛素，标志着生物工程药物时代的开始。目前有300多个胰岛素相似物已在实验室制备出来，并且有些已进入市场。随着人类基因组计划的完成，由重组DNA技术制备胰岛素而开创的生物工程技术必将为人类的医学发展带来深远的影响。

1.7.3 疫苗的研究——过去是未来的序曲

疾病是与生命同在的，但传染病却最为直接地、不由分说地威胁着人类生命。18世纪早期，中国人以接种“天花”患者的脓液预防疾病的方法传入了欧洲。与此同时，英国乡村医生琴纳（图1－14）也发现接触牛痘病牛的挤牛奶女工不会患“天花”，于是他改进了接种方法并取得了人体试验的成功。疫苗学与免疫学由此诞生。疫苗是将病原微生物（如细菌、立克次氏体、病毒等）及其代谢产物，经过人工减毒、灭活或利用基因工程等方法制成的用于预防传染病的自动免疫制剂。疫苗保留了病原菌刺激动物体免疫系统的特性。当动物体接触到这种不具伤害力的病原菌后，免疫系统便会产生一定的保护物质，如免疫激素、活性生理物质、抗体等；当动物再次接触到这种病原菌时，动物体的免疫系统便会依循其原有的记忆，制造更多的保护物质来阻止病原菌的伤害。简单通俗地讲，疫苗也是病毒或细菌，人工处理后，保留其抗原成分，再将其注入人体，人免疫系统识别后产生抗体，当外界真的原细菌或病毒到来后，我们的身体就会将其清除掉。

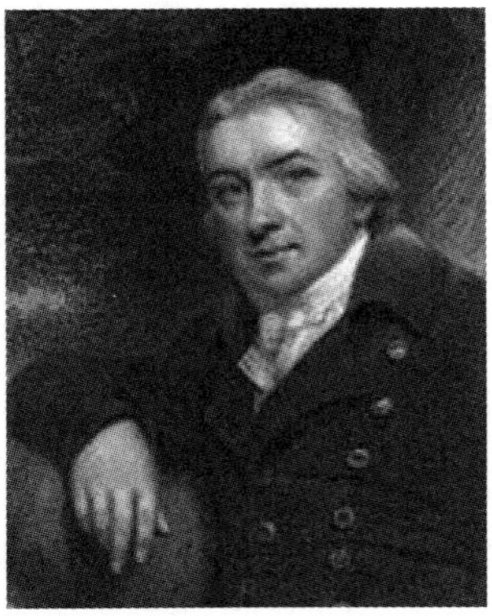

图 1－14　琴纳

19 世纪初，牛痘接种成为全球性的防疫工作，特别是在欧洲及北美洲，期间没有新的疫苗出现。19 世纪最后的 25 年是疫苗研究奋发图强的时期。40 年后的第一次世界大战期间，疫苗研究的主要目标是细菌、医学应用及有关抗体的实验免疫学，代表人物有巴斯德、柯霍、冯贝林及爱立克。

巴斯德发现在实验室培养的条件下，禽类发生瘟疫的细菌毒力减弱了，并且由此可以诱导出耐受性和毒性更强的细菌。进一步的研究使得他研制出能有效抵抗炭疽热、霍乱和狂犬病毒的疫苗。作为获得诺贝尔奖的第一位医学家，冯贝林利用白喉及破伤风的可溶性毒素，将其去毒后进行免疫接种，建立了被动免疫治疗法。被动免疫是机体被动接受抗体、致敏淋巴细胞或其产物所获得的特异性免疫能力。其特点是效应快，没有潜伏期，一经输入，立即可获得免疫力，但维持时间短。被动免疫可分为天然被动免疫和人工被动免疫。前者是人或动物在天然情况下被动获得的免疫力。例如，母体内的抗体可经胎盘或乳汁传给胎儿，使胎儿获得一定的免疫力。后者是用人工方法给人或动物直接输入免疫物质（如抗毒素、丙种球蛋白、抗菌血清、抗病毒血清）而获得免疫力。

爱立克发现了染料以及其他化学成分和细胞结构间存在特异的亲和性。基于此原理，他研制出了世界上首个人工合成的化学药物，即 606 复合物，该药物可用于治疗梅毒。同时，爱立克研究出特殊量化抗体的方法，使得冯贝林的被动免疫更加实用。

1919 年第一次世界大战结束时，人类发现了体液免疫现象。活的或者灭活疫苗的效价（在血清反应中，抗原抗体结合出现明显可见反应的最大的抗体或抗原制剂稀释度称为效价）得到了很大的提高。除了上面提到的疫苗，伤寒热、志贺氏细菌性痢疾、结核、白喉、破伤风和百日咳的疫苗也被成功制备。

20 世纪 30 年代到 50 年代这 20 年，横跨了第二次世界大战，是疫苗从发展期到多产期的过渡期。此时期的一个大突破为古得派斯德于 1931 年证明病毒可在受精的鸡胚胎里生长，由此制造出安全有效的抗黄热病的鸡组织疫苗，该疫苗在热带国家得到了广泛的应用。

在此期间，许多疫苗的研究都是出于军事目的。美国华特瑞陆军研究院的希尔曼等研究人员在鸡胚的卵黄中培育出了斑疹伤寒疫苗，该疫苗大量生产后，挽救了许多二战期间的伤病员。此外，他们还研制出流行性感冒疫苗，通过持续流动离心对疫苗进行纯化，开创了纯化病毒疫苗的先河。

在研究流行性感冒疫苗期间，希尔曼还发现了腺病毒。腺病毒疫苗在 1956 年一个大型临床试验中被证明有效性达 98%。灭活的腺病毒疫苗于 1958 年取得上市许可证，被用于给小儿接种。恩德斯于 1946 年发现脊髓灰质炎病毒可在胚胎组织细胞中繁殖，开启了在细胞中培养病毒的新篇章。

20 世纪 50 年代以后，进入了疫苗发展的现代时期，这个时期是疫苗的多产时期，但是 1985 年后，新疫苗的开发与取得许可证的案例急速减少，少数疫苗直到 1980 ~ 1990 年才得到许可证。

这个时期的疫苗分为全细菌疫苗、半细菌疫苗、病毒重组亚单位疫苗、体外培养的活病毒疫苗及灭活病毒疫苗。细菌疫苗主要集中于次单元荚膜多糖制剂，减毒的全细菌疫苗也有极大的进展。

最早在 1946 年就出现了肺炎双球菌的全细菌疫苗，并获得了生产许可证。可是，随后不久，因为磺胺类及其他抗生素的广泛应用而使它的生产中断了。尽管抗生素在减少细菌感染中取得了显著效果，但是药物并没有完全阻止病人的死亡。于是，在澳大利亚奥斯催恩博士的坚持下，肺炎球菌疫苗的研究重新上马。14 价和 23 价的肺炎球菌疫苗分别在 1977 年和 1984 年获得生产许可证。

病毒性疫苗在此期间也得到了很大的发展，抗脊髓灰质炎疫苗被开发制造出来，成为预防脊髓灰质炎及根除全球性脊髓灰质炎病毒的典范。

但是，在病毒性疫苗发展的过程中，小儿活病毒疫苗的研究与发展面临了许多障碍，其中的障碍主要为如何发展制造出大量不同代数并且具有商业品质的合格疫苗。

此外，原始的麻疹病毒疫苗对儿童有特别强的毒性，需要和麻疹抗体同时给药，才能解决这个难题。联合疫苗在各方面都表现出很好的安全性和有效性，联合应用二价和三价的麻疹、腮腺炎和风疹疫苗的技术很快就问世了。三联疫苗一直应用到今天，成为儿童免疫接种的主要产品。水痘疫苗、甲型肝炎病毒疫苗和乙型肝炎病毒疫苗的研制也取得了很大的进步。

世界上第一个获得许可证的抗癌症疫苗也在此期间产生。马瑞克氏病是一种发生在鸡神经及内脏中的淋巴瘤。伯麦斯特与其同事培育的火鸡疱疹病毒显示可对抗马瑞克疱疹病毒，而不会引起鸡生病。希尔曼实验室于 1971 年研发出马瑞克疫苗并获得许可证，而且在 1975 年发展出纯化干燥的病毒疫苗，经过长时间及复杂的研究证明，它对鸡能产生保护性效价并且十分安全，人类吃免疫过的鸡也不受影响，因此，该疫苗获得了美国农业部颁发的证书。

当代的疫苗学，尤其是病毒疫苗非常复杂，目前的研究主要集中于病毒的亚单位。除了莱姆疫苗和乙型肝炎疫苗以外，其他的重组疫苗还没有经过注册。所有现存的和灭活的病毒及细菌性疫苗仍然需要继续探索研究。

社会的发展使得很多新的传染病出现，但从 1985 年以来，新疫苗的发展一直都是结果贫瘠，但人们却从未丧失希望。

科学家对细胞调控和体液影响因子机制在免疫反应中重要性的认识，开启了疫苗研究的全新时代。

20 世纪的知识平台为 21 世纪疫苗的发展提供了很好的支持，我们对疫苗的未来应该持有乐观的态度，相信该实现的一定会实现。

1.8 定制医疗的曙光——生物诊断

1.8.1 生物诊断是精准诊疗的基石

在疾病治疗方面，更精准的个性化定制医疗是发展方向。病人的基因型、身体状况、病原微生物、病情发展等方面均不相同，所以，对不同的病人要采用不同的治疗方法，即使在使用相同的药物时，也要用不同的剂量和服用方法，真正做到精准诊疗。

但精准诊疗必须以精准的医疗诊断为前提。鲁迅先生在 1926 年《中山先生逝世后一周年》中谈到诊断和治疗的关系时曾说："不能诊断，如何用药?" 也就是说，医生先要精确诊断病人的症状和病因，才能对症治疗。

在医学诊断学中包括五方面的内容：病史采集，症状和体征，体格检查，实验室检查，辅助检查。我国传统医学中的望诊、触诊、叩诊、听诊、嗅诊包括在了体格检查这方面内容里。

很多时候，仅从问诊和体格检查是无法对病情进行确诊的，患者体内器质性病情的发展需要进行很多的辅助诊断，如超声波诊断、X 线诊断、心电图诊断、内窥镜诊断、放射性核素诊断、手术探查诊断等。

但是，以上这些辅助诊断的方法往往不能直接判定疾病相关的病原微生物、特征蛋白质、基因等，所以很多时候需要确诊就必须进行生物诊断，用生物学的方法，确切找到病因，甚至辅助分子诊断、基因芯片等生物诊断方法确切判断疾病和相关基因的关系，真正做到对症治疗。

生物诊断已经成为医学诊断中不可或缺的一部分，而且显得越来越重要。离开了生物诊断就很难对病情进行最后的确诊，无法确诊就无法进行对症治疗。

所以说，精准的生物诊断是精准诊疗的基石。下面让我们逐步揭开生物诊断的面纱。

当患者感觉不舒服，去医院看医生，医生一般都会与患者进行问答，了解疾病发生、发展的过程，比如对上呼吸道感染症状的描述"咽痛、发烧 38.5 ℃2 天，怕冷、咳嗽（是否带痰，痰的颜色状态）……"，这就是问诊，也就是诊断学中的病史采集。病人主诉、现病史、婚姻史、家族史等均包含在内。许多疾病经过详细的病史采集，再经过分析综合，配合系统的体格检查，即可提出初步诊断。

我国传统医学的诊断方法有七大类：问诊、望诊、触诊、叩诊、听诊、嗅诊、辅助检查。医学界历来把扁鹊尊为我国古代医学的祖师，早在公元前三百多年，扁鹊就奠定了祖国传统医学诊断法的基础。望、闻、问、切，合称四诊。扁鹊善于运用四诊，尤其是脉诊和望诊来诊断疾病。《史记·扁鹊仓公列传》中记录了他用脉诊的方法诊断赵子简的病，用望诊的方法诊断齐桓侯的病的故事，其中诊断齐桓侯的病的故事收录在中学课本中，即《扁鹊见蔡桓公》。著名历史学家司马迁高度赞扬说："至今天下言脉者，由扁鹊也。"汉代著名的医学家张仲景赞赏不绝地说："余每览越人入虢之诊，望齐侯之色，未尝不慨然叹其才秀也。"（扁鹊原名秦越人，越人即指扁鹊；入虢之诊是扁鹊著名的诊断案例之一，在今陕西宝鸡附近的西虢国扁鹊救活了即将入殓的太子；望齐侯之色，即通过望诊诊断齐桓侯病的案例。）

本章节所要重点讲述的生物诊断，包含在了前面所讲医学诊断学五方面内容中的实验室检查里。通过物理、化学和生物学等实验室方法对患者的血液、体液、分泌物、排泄物、细胞取样和组织标本等进行检查，便可以获得病原学、病理形态学或器官功能状态等资料，结合病史、临床症状和体征进行全面分析，便可以对患者进行确诊。

近年来，精准的生物诊断得到长足发展，分支越来越多，如微生物诊断、生物化学诊断、免疫诊断、核酸诊断、分子诊断等，同时，各种先进的仪器、便携高效的检测试剂面世，各种先进的诊断方法层出不穷，为人类医学诊疗的发展做出了不可估量的贡献。

在接下来的章节中，我们将结合若干人类重大疾病的发现、诊断和治疗讲述相关的生物诊断知识。

1.8.2 细菌学诊断——检测真正的病原菌

人类的很多疾病是由病原微生物感染引起的，如天花、麻疹、流行性感冒的病原微生物是病毒，斑疹伤寒的病原微生物是立克次氏体，鼠疫、结核病的病原微生物是细菌。这些疾病由病原微生物感染引起，往往又可以通过患者传染给其他人。诊断这类疾病必须确定其病原微生物，才能尽快对症治疗。

本节以细菌学诊断为例探讨病原微生物诊断的必要性和有效性。

肺炎和肺结核同属呼吸道感染性疾病，在一定阶段二者的病征比较接近，常伴有咳嗽、发烧、呼吸急促等症状，常规辅助检查不一定能明确区分两者。但是我们可以取患者的痰液样本进行载玻片涂片、显微镜观察，并进行细菌培养，直接检测病原菌，以达到确诊的目的。

肺炎链球菌是常见的肺炎病原菌，进行涂片染色观察，为革兰氏染色阳性，菌体似矛头状，成双或成短链状排列的双球菌，有毒株菌体外有化学成分为多糖的荚膜（图1－15）。1881年首次由法国的巴斯德及美国的斯坦恩伯格从患者痰液中分离出。

结核是常见并可致命的一种传染病，主要是由结核分枝杆菌（图1－16）引起。结核杆菌细长略弯曲，端极钝圆，大小约1.4微米×0.4微米，呈单个或分枝状排列，一般无荚膜、无鞭毛、无芽孢。

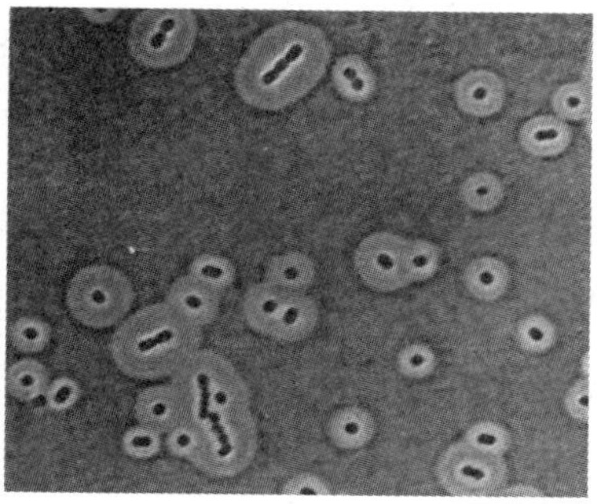

图1－15　荚膜染色

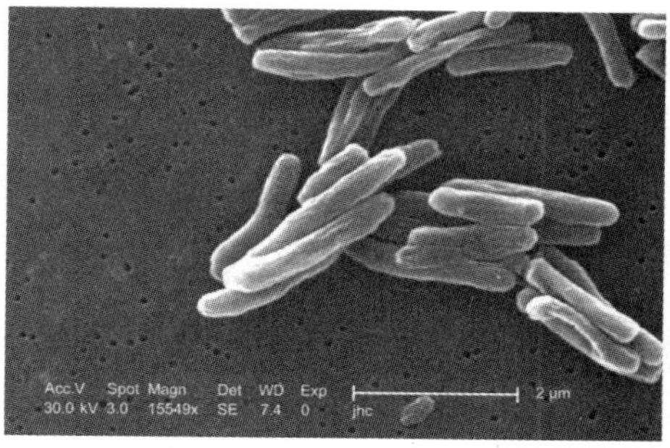

图1－16　结核分枝杆菌

结核杆菌一般常用 Ziehl－Neelsen 抗酸性染色法染色，结核杆菌染成红色，其他非抗酸性细菌及细胞浆质等呈蓝色（图1－17）。结核杆菌的抗酸性与胞壁内所含分枝菌酸残基和胞壁固有层的完整性有关。另外也可用荧光染色。

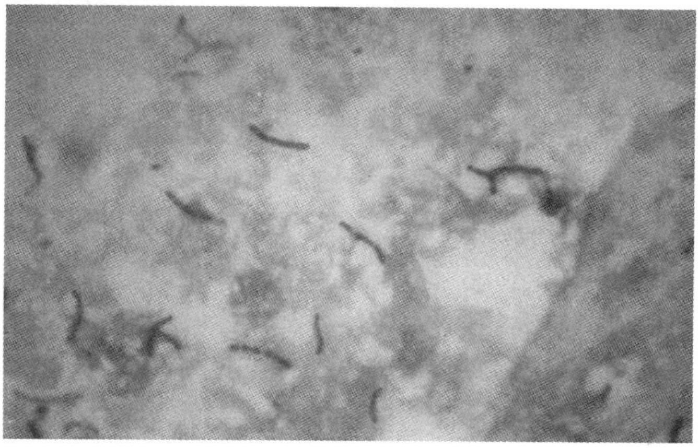

图1－17　结核分枝杆菌抗酸染色

分离得到的结核分枝杆菌常用罗氏（Lowenstein－Jensen）固体培养基进行培

养，内含蛋黄、甘油、马铃薯、无机盐和孔雀绿等。孔雀绿可抑制杂菌生长，一般2~4周可见菌落生长。菌落呈颗粒、结节或花菜状，乳白色或米黄色，不透明。

引起疾病的各种病原菌的形态特征、生长状态、菌落形态、染色特征等各不相同，由此可见，细菌学诊断可以进一步确定病原菌，从而达到确诊的目的。经过细菌学诊断确诊的病人需要对症用药治疗，但是不同病人体内的病原菌的抗药性也不尽相同，此时，依然可以继续用细菌学诊断方法，进行药敏试验，选用添加不同抗生素的培养基培养病原菌，用抑菌效果最好的抗生素进行治疗效果最佳。

细菌学诊断可以用于很多由病原菌感染引起的疾病的诊断上，除了病原菌的分离培养（图1－18）外，还可以对分离的病原菌进行生物化学试验诊断、血清学鉴定、动物实验、毒力测定等各种进一步的诊断。随着细菌学诊断技术的不断进步，各种快速鉴别培养方法不断改进，可以鉴别的病原菌种类也越来越多，为疾病的尽快确诊提供了很大的帮助。

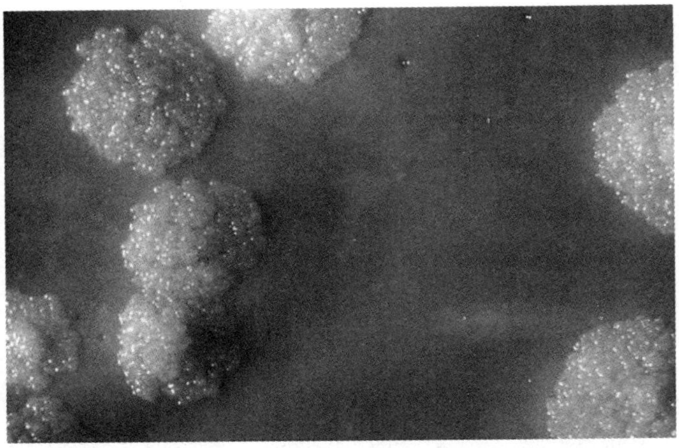

图1－18　结核杆菌在体外培养基上形成的菌落

1.8.3　酶联免疫吸附试验——基于抗原抗体反应的诊断方法

几乎任何疾病都会引起体内的免疫反应，如果人们感染了病原微生物，外源的抗原物质有可能进入体液，人体内的免疫系统发现外源的抗原物质，就会产生与之对抗的特异性抗体。一种抗体只对抗一种抗原，特异性非常好。基于抗原和抗体的反应有特异性强、灵敏度高的特点，可用抗原或抗体检测与之配对反应的抗体或抗原，如果能够检测到，说明被检测者很可能患有相关的疾病。用已知抗原检测到了与之配对的抗体，或者用已知抗体检测到了与之配对的抗原，说明被检测者体内已经发生了免疫反应，也就是人体很可能已经有了产生这种抗原的病原微生物或肿瘤；例如，如果检测到患者体内有 HIV 病毒的抗体，那说明患者很可能得了艾滋病。在人们接种疫苗之后也可以用已知抗原检测抗体水平来评价接种的有效性。如果检测不到特异性的抗体或者抗体水平太低，那说明免疫效差，需要重新接种疫苗。这是所有基于免疫反应的生物诊断方法的基本原理。

1971 年瑞典学者和荷兰学者分别报道将免疫技术发展为检测体液中微量物质的固相免疫测定方法，也就是目前应用广泛的酶联免疫吸附试验（enzyme－linked immunosorbent assay，ELISA）。

ELISA 的原理为：先使抗原或抗体结合到固相支撑物表面，并保持其免疫活性；使抗原或抗体与某种酶连接成酶标抗原或抗体，这种酶标抗原或抗体既保留了免疫活性，又保留了酶的活性；加入酶反应的底物后，底物被酶催化变为有色产物，产物的量与标本中受检物质的量直接相关，由此进行定性或定量分析（图 1－19）。

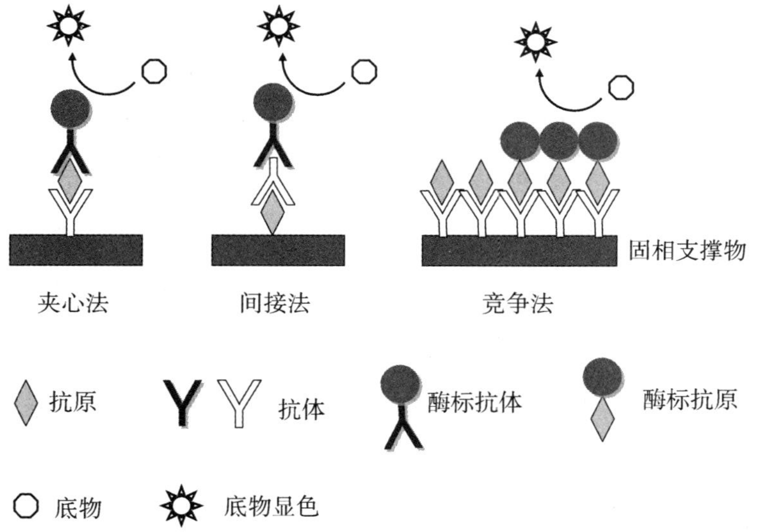

图 1－19　ELISA 原理

ELISA 常用的固相支撑物是 96 孔微孔板，每一个孔检测一个样本（图 1 - 20），是一个检测实例。

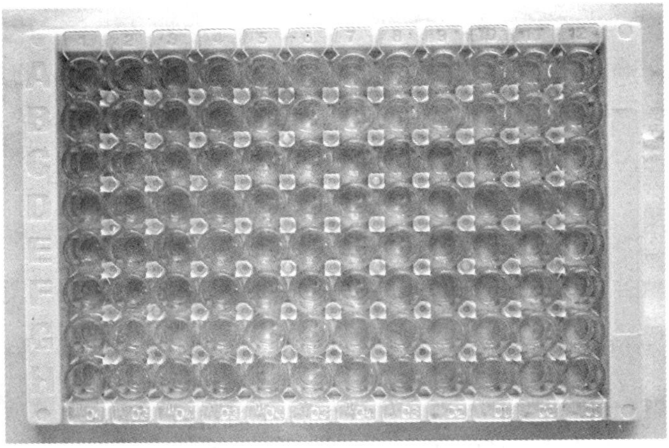

图 1 - 20 ELISA 检测结果实例

96 孔微孔板的应用使得 ELISA 检测规程得到进一步规范，并且使得检测可以快速高通量地进行。下面列举一个 ELISA 应用的实例。

肿瘤抗原（carcinomic antigen，CA）是肿瘤细胞膜的结构成分，不同种肿瘤细胞分泌的 CA 不同，所以 CA 在特定肿瘤的诊断方面具有较高的准确性。比如 CA50 是胰腺、结肠、直肠癌的标志物，正常人血清浓度小于 20 u/mL。如果怀疑待测者患有直肠癌，可以取待测者血清，用 ELISA 方法检测血清中 CA50 的量，如果超过警戒水平，说明被检测者很可能已经有病变，应尽快做进一步的辅助诊断和治疗。这种生物诊断可以在常规诊断不能发现实质性肿瘤之前检测到病变的发生，挽救患者的生命。

可见基于免疫血清学的诊断对疾病的确诊及其重要。但是这种诊断方法只能在医院中进行，对操作环境和操作者要求较高。有没有更简便的、可以让被检测者自行快速操作的、同样基于免疫学反应机理的诊断方法呢？答案是肯定的，我们将在接下来的一节中介绍。

1.8.4 金标试纸条——一蘸就知道诊断结果

乙型病毒性肝炎，简称乙肝，与肺结核和艾滋病都是世界上最常见的传染病，居全球死亡原因的第 10 位，通过血液、精液和阴道分泌液可以传染。全世界约有 3.5 ~4 亿人感染乙型肝炎病毒，人数为艾滋病感染者的 8 倍以上，感染者受到身体、精神等多方面的折磨。

乙型病毒性肝炎的病原体是一种属于肝病毒科的有外壳的双链脱氧核糖核酸病毒。它的直径为 42 纳米，脂蛋白外壳上携带乙肝表面抗原（HBsAg）。及时准确地诊断乙肝有助于疾病的及时治疗，通过检测乙肝病毒标记物的方法可以直接检测乙肝病毒的存在。

诊断乙肝有多种方法，其中检测血清中乙肝表面抗原是必不可少的一项。

胶体金试纸条诊断是在 ELISA 原理的基础上利用胶体金免疫层析技术的诊断方法，该技术是 20 世纪八九十年代建立的一种简易快速的免疫学检测技术，最先用于人绒毛膜促性腺激素（hCG）的测定和 HBsAg 的检测。这种新型检测方法，具有简单快速、结果清晰、可通过肉眼判定结果、不需要复杂操作技巧和特殊设备、灵敏度高、无污染、携带方便等优点，已成为临床快速诊断领域发展的一个新方向，在发达国家已得到广泛应用。

胶体金是氯金酸（$HAuCl_4$）的水溶胶，氯金酸在还原剂的作用下，聚合成特定大小的颗粒，并由于静电作用形成一种稳定的胶体状态。胶体金在碱性条件下带负电荷，与抗体分子的正电荷基团借静电吸引而形成牢固结合，然后以硝酸纤维素膜为载体，利用微孔膜的毛细管作用，滴加在膜条一端的液体慢慢向另一端渗移，通过抗原抗体结合，并利用胶体金呈现颜色（红色）反应，检测抗原或抗体。图 1 - 21 以双抗体夹心法胶体金检测试纸条为例演示了其工作原理。

试纸条浸润样本后，液体样本沿吸水性试纸条上行，首先到达金标一抗区，携带金标一抗上行。如果样本中有抗原，在和检测线处的二抗形成双抗体夹心复合物，复合物积累，检测线显红色；多余的金标一抗越过检测线，和质控线处的一抗抗体形成复合物，复合物积累，质控线显红色；如果样本中没有抗原，则只有质控线处显红色。胶体金试纸条的检测结果示意图如图 1 - 22。

由此可见，只需要取待测者血清，用试纸条的液体样本浸润段浸蘸，数分钟便可以看到结果，方便快捷。胶体金试纸条可以应用于各级医院、边防检查、环保监测、食品安全等诸多领域，用于检查传染病、有害物质、病原微生物等。因

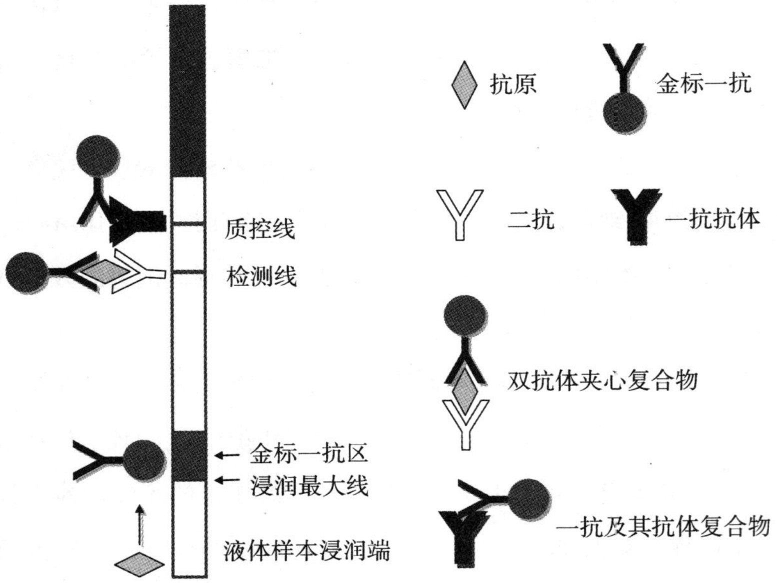

图 1-21　胶体金试纸条原理（双抗夹心法）

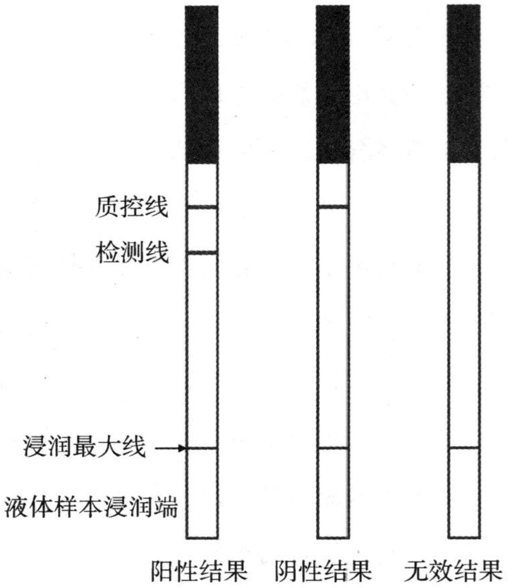

图 1-22　胶体金试纸条检测结果

（检测线和质控线同时出现红色为阳性结果，质控线出现红色而检测线未出现红色为阴性结果，检测线和质控线均未出现红色为无效结果）

其便携且结果清晰易辨，可以用于家庭自检。比如用早早孕检测试纸条浸蘸女性的尿液，数分钟便可以从结果判断其是否怀孕，理论上来说怀孕 24 小时之后便可以检测出来，其灵敏度远大于 B 超等诊断方法。

相信不远的将来，只要检测样本是唾液、尿液等，人们便可利用胶体金试纸条自己在家诊断很多疾病了。

1.8.5 分子诊断——基因水平的精准诊断

前面提到了很多生物诊断的方法，可以帮助人们尽早诊断疾病。但是疾病有时候并不仅由病原微生物等外因引起，人类的很多疾病是因为患者有特定的基因型，即疾病也是基因型的一种表型。知道了一个人有什么样的基因型，便能诊断他患有疾病，或者提早预判他将来很有可能会患某种疾病，从而做到有效的预防和治疗。

确定人的基因型就需要用到分子诊断，即用分子生物学的方法从基因水平进行诊断。说到分子诊断，就不得不提到美国前副总统汉弗莱膀胱癌诊断的故事。休伯特·霍拉蒂奥·汉弗莱是美国第 38 任副总统，在 1967 年他的膀胱发现有一肿块，病理切片诊断为良性“慢性增生性囊肿”，没有进行手术治疗。九年后，病情恶化，被诊断为膀胱癌，两年后死亡，让人唏嘘不已。到 1994 年，科学家用分子诊断中的 PCR（聚合酶链式反应）诊断技术对汉弗莱 1967 年的病理切片进行了 P53 抑癌基因检查，发现那时的组织细胞虽然在形态上还没有表现出恶性变化，但其 P53 基因的第 227 个密码子已经发生了一个核苷酸的突变。就是这个基因的微小变化，使其抑癌功能受损，导致九年后细胞癌变的发生。这说明，在典型症状出现之前的很长时间，疾病信息已经在基因上表现出来了。

生物诊断中的分子诊断可以具有高特异、高灵敏的特点，在疾病发生的早期，通过极少量的样本，就可以迅速而准确地进行诊断。目前已可对多种遗传疾病和传染病进行分子诊断。

人类患有的很多疾病，比如冠心病、糖尿病、精神病等都具有明显的遗传特征。通过分子诊断的方法，可以精确诊断控制各种疾病的相关基因的异常，从而在疾病的早期进行有针对性的预防和诊疗。

再举另外一个遗传疾病分子诊断的例子。镰刀形细胞贫血症是典型的单基因遗传性疾病，患者血红蛋白的β链的第六个氨基酸即谷氨酸发生突变成缬氨酸。突变后的红细胞因异常的镰刀形血红蛋白的聚合而改变形状，以致失去了携带氧气的能力（图1－23）。

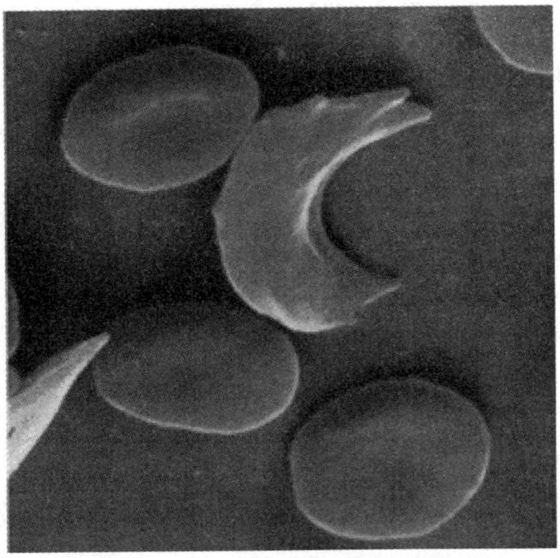

图1－23　正常红细胞和镰刀形红细胞

镰刀形细胞贫血症的分子诊断有很多种，常用的有PCR酶解法（先用PCR技术扩增目的基因，再用核酸内切酶酶解PCR产物判定）。正常人血红蛋白基因中相应基因序列为CCTGAGG，镰刀形细胞贫血症患者基因相应区为CCTGTGG，其中第五个A转变成了T。限制性核酸内切酶CvnI的识别序列为CCTNAGG，其中N可以是A、T、C、G四种碱基的任意一种。镰刀形细胞贫血症患者相应区域碱基突变后不再能被CvnI识别。所以，相应区域的PCR产物用CvnI进行酶解，产生的酶解DNA片段数量和大小是不同的，据此可以做出诊断。

分子诊断的方法有很多，如核酸分子杂交、PCR、限制性酶切分析、SSCP（单链构象多态性分析）、DNA测序、DNA芯片技术等。“人类基因组计划”中的测序阶段已经完成，破译人体生命的密码，将大大促进疾病相关基因的发现、克隆与分析。随着转录组研究、蛋白质组研究的开展，众多“疾病基因”可以进一步明确，而用于诊断这些“疾病基因”的分子诊断技术将会进一步拥有用武之地。可以预料，不远的将来，精准分子诊断将成为疾病诊断的常规方法，服务于精准诊疗。

当精准的分子诊断成功检测到“疾病基因”，判断被检测者患有先天性遗传疾病，后天根本无法治愈的时候，有没有一种更先进的治疗方法成为他的救命稻草呢？有，这就是基因治疗。基因治疗是目前唯一从理论上可以根治先天遗传疾病的方法。

1990年美国医学家安德森等人对腺苷脱氨酶缺乏症的基因治疗，是世界上第一个基因治疗成功的范例。腺苷脱氨酶缺乏症是1972年由基布莱特（Giblett）等人发现的一种先天性代谢性免疫缺陷症。此病的病因是腺苷脱氨酶（Adenosine deaminase，ADA）缺乏导致核酸代谢产物的异常累积，令T、B淋巴细胞发育不全，功能障碍，引致严重的细胞、体液免疫缺陷，从而导致重症联合性免疫缺陷症（severe combined immunodeficiency，SCID）。未治疗的患者很少存活至孩童期。

患者的症状可通过注射ADA得到一定程度的缓解，骨髓移植是常规的治疗方案。患者的先天基因异常导致常规治疗效果不佳。

ADA基因位于20号染色体长臂，编码一条含363个氨基酸残基的多肽链。ADA缺陷为常染色体隐性遗传，在杂合子中ADA仅是正常的一半。ADA缺乏可导致细胞中腺苷酸、脱氧腺苷酸、脱氧腺苷三磷酸（dATP）以及S－腺苷同型半胱氨酸浓度的增加和ATP的耗尽。dATP对正在分裂的淋巴细胞有高度选择性毒性，它通过抑制核糖核酸还原酶和转甲基反应，阻滞DNA的合成。腺苷酸抑制S－腺苷同型半胱氨酸水解酶，而该酶与依赖S－腺苷甲硫氨酸的DNA甲基化有关。ADA在淋巴样组织，特别是在胸腺中浓度较高，故ADA缺陷导致成熟T、B淋巴细胞的严重不足，引发SCID。ADA缺乏症约占遗传性SCID的20%。

1983年ADA基因被克隆，应用逆转录病毒可将该基因送入缺乏ADA基因的淋巴细胞。1990年9月14日，安德森利用该技术对一例患ADA缺乏症的4岁女孩谢德尔进行基因治疗。这个4岁女孩由于遗传基因有缺陷，自身不能产生ADA，先天性免疫功能不全，只能生活在无菌的隔离帐里。安德森将含有这个女孩自己的淋巴细胞的溶液输入她的静脉血管中，这种淋巴细胞已经被改造，含健康的ADA基因。在以后的10个月内她又接受了7次这样的治疗，同时也接受酶治疗。经治疗后，女孩ADA蛋白水平由最初的1%上升到25%，免疫功能日趋健全。她走出了隔离帐，过上了正常人的生活。

如果没有基因治疗的存在，很多先天性遗传疾病是无法得到有效治疗的。基因治疗的方法有很多种，如基因置换、基因修正、基因修饰、基因抑制、基因封闭、免疫基因的治疗、耐药基因的治疗等。相信以后会有更多高效的基因治疗方法诞生，用于救治先天性遗传疾病患者。

1.8.6 DNA 指纹——分子水平上的身份识别特征

随着分子生物学研究的深入，人们逐渐认识到基因与疾病的关系。通过基因不仅可以诊断疾病，而且在发生医学纠纷时，还可以进行最权威的身份识别，即DNA 指纹身份识别。

人体细胞染色体中有很多微小的高度重复序列，比如小卫星 DNA，这些重复序列具有高度的可变性，但是又都有一小段非常保守的核心序列。如果把这些核心序列串联起来作为分子探针与不同个体的 DNA 进行分子杂交，探针与同源序列结合，就会出现各自特有的杂交图谱，与人的指纹一样具有专一性和特异性，是每个人的“DNA 指纹”。

通过对人类基因组的解析，发现人与人之间 99.99% 的碱基序列都相同，而剩下的 0.01% 的碱基特征序列则来自于双亲，据此可用于亲子鉴定。

大家都听说过所罗门的审判的故事：两位妇人都声称自己是孩子的母亲，于是所罗门就命令侍卫把那个孩子带来，要用剑将其劈成两半分给她们俩，结果假母亲同意所罗门的判决，而孩子真正的母亲却恳求饶了孩子的性命，由此，智慧的所罗门辨认出了真假母亲。在我国三国时代（220—280 年）谢承著《会稽先贤传》中的《以弟血滴兄骨》记录了滴骨验亲法：以生者的血滴在尸骨上，观察血能否浸入骨内，浸入的则被认为两者有血缘关系。等到了明代，更是采用了合血法来识别亲缘：亲子兄弟或自幼分离，欲相认识，难辨真伪。命各刺出血，滴一器内，真则共凝为一，否则不凝也。

以上亲子鉴定的方法从科学的角度来看都是不可靠的，在生物诊断方法中的DNA 指纹法可以进行准确的亲子鉴定。采集含待测者细胞的样本，提取 DNA，然后将 DNA 进行酶解、电泳、转膜，再用探针进行杂交，就可以根据结果判断了。

与 DNA 指纹类似的多种基因型多态性分析如今也已经慢慢加入到生物诊断的行列。比如载脂蛋白 E（ApoE）基因多态性与阿尔茨海默氏病相关，5 - 羟色胺受体基因多态性与精神分裂症和神经性厌食症相关，维生素 D 受体基因多态性和雌激素受体基因多态性与骨质疏松症相关，细胞色素 P450 基因多态性与帕金森氏病相关，B3 - 肾上腺素受体基因多态性与肥胖和糖尿病相关，血管紧张素转换酶（ACE）基因多态性与心血管病相关，载脂蛋白基因多态性与动脉粥样硬化相关等。

药物代谢基因多态性一方面可以影响药物的代谢过程及其清除率，从而影响治疗效果。另一方面，致病基因的多态性会使同一疾病不同个体体内生物活性物质的功能及效应出现差异，导致治疗反应性上的悬殊。例如，高血压患者对血管紧张素转换酶抑制剂（ACEI）的反应可以因为不同的 ACE 基因类型而有差别。按照基因多态性的特点用药，将会使临床治疗符合个体化精准诊疗的要求。

生物技术的发展起源于对客观存在的生命现象等自然规律的认知和把握，其发展为医学的发展提供了诸多令人鼓舞的可能性。生物的多样性告诉我们，每个生物体都是不同的，所以作为生物体的病人需要特定的而非千篇一律的治疗方案。相信在不远的将来，医生在治疗的时候，可以结合病人的遗传信息，根据可能携带的致病基因甚至是特定的环境，针对性地选择适合病人的个性化医疗服务。

尽管医学生物技术前景一片光明，但不能忽略的是，我们对人类自身这个复杂的系统的了解还非常有限。有人说，这个世界不仅比我们看到的要复杂，而且比我们想象的还要复杂。人，贵为万物之灵，长期的进化使人的机体拥有最为复杂的精密系统，但遗憾的是人总有这样那样的瑕疵，为什么如此精致的机体尚不能抵御疾病和衰老？自然界包括人体的奇妙已经远远超过了人类文明的认知水平。

盲目的乐观来自于对这种复杂性的忽视和无知。但正视这一问题并不意味着听天由命，任由疾病肆虐而无能为力。当前临床医学的发展已经证实，关于疾病和生命的终极思考是有必要的，但医学工作者更多的是在科技发展的范围内探究生命的奥秘，利用传统的生物技术手段改造并发展临床医学。这也是当前医学生物技术获得突破和普及的关键。

快速、灵敏、准确、廉价的疾病标志物诊断技术，已经并将持续改变人类疾病诊断的现状，也促进了诊断医学产业的繁荣。微生物发酵工程和基因工程技术也为药物的大规模生产提供了技术保障，生物医药产业的兴起也必将持续。对抗医学的发展也使人们在面对疾病时有了更多的底气。

客观而言，基因治疗、干细胞研究、人工器官移植目前尚不具备产业化的条件，相关基础研究亟待跟进。未来医学的引擎核心仍是生命和疾病的本质研究。人们生活生存方式的改变包括疾病治疗方式的革新也终将依赖于生物技术。

2 腾飞的翅膀——信息技术

战国时期有个扁鹊见蔡桓公的故事，是说当时的神医扁鹊告诉齐国国君蔡桓公有疾病应及早治疗，蔡桓公不相信，拒绝了扁鹊一次又一次的建议，直到最后病情发展到无法挽回的地步，再想治疗已经晚了。这个故事告诉我们，疾病都有一个发展的过程，生病不可怕，就怕发现太晚错过救治时机。如果在病情能控制的时候接受检查和治疗，可以让患者少受痛苦甚至可以挽救患者的生命。信息技术的发展让人们在将来可以得到更方便、更及时的治疗。

2.1 信息技术概述

信息技术是采集、管理、传递和处理信息所采用的各种技术的总称。信息技术利用计算机科学和通信技术解决医疗问题，有效利用信息和资源，在医学诊疗上慢慢展示出它的巨大作用。人类健康的参与者可以简单划分为医生和患者两部分。患者发觉自己生病，通过各种渠道向医生寻求帮助，医生根据自己的经验，对患者的病情进行诊断并给出可行的治疗方案，同时医生在医治患者的过程中获得更多的疾病信息，丰富自己的经验和知识，这样就构成了共同促进、和谐健康的医疗体系。信息技术的发展，不仅使患者方面可以适时了解自己的健康状况，实现医生和患者超越时空的交流，还可以在医疗过程中更有效地利用临床信息和医学知识，使整个医疗体系更加清晰、富有条理，更好地为人民健康服务。

古代有经验老到的中医先生依靠指尖触觉“悬丝诊脉”，现代技术则利用压力传感器将触觉信号转变为数字信号，把患者脉象的各种信息传递给医生进行诊疗。现代的物联网智能体系利用传感装置，采集人体的生理信息，经过网络传输将信息送到存储中心。医疗专家不仅可以凭借万里之外的网线发送过来的资料对疾病做出明确的诊断，还可以通过网络汇集不同地方专家的智慧对病情进行会诊，甚至可以借助医疗机器人对远在万里的患者进行手术。这样的远程开放医疗系统，突破了时空的限制，让人们在充分享受医疗资源和服务的同时，节省了成本和时间，让患者能够得到更及时的救助。

信息技术的发展不仅对远距离的诊疗带来了变革，对近距离的门诊也带来了便利。手写病历一直是让医生和患者头疼的问题，病历书写耗费了医生大量时间，但结果不仅是大多数患者看不懂，就连接诊的医生也很难根据病历大致了解患者的病情，难以保持疾病治疗的连续性和准确性。有固定模板的电子病历的出现解决了这一难题。使用电子病历系统书写患者的病历时，医生只需将内容直接填写到相应的位置，这样一来，不仅将医生从重复性劳动中解放出来，更让医生和患者都能清晰地了解病情，方便治疗，还为研究者们从数字化病历数据中挖掘信息提供了便利。

医学数据包罗万象，如通过物联网智能系统获得的生理信息，患者到门诊检测到的医学指标，甚至电子病历中的临床信息等，对这些数据进行分析和研究得到有意义的结果，然后再将其应用到疾病的诊疗中，这是医学临床和科研相互促进、共同发展的方式之一。随着生物技术的发展，数据挖掘成为医学系统中的一个重要环节，生物信息学应运而生，它将生物分子信息、计算方法和计算机科学联系起来，结合不同学科的方法，充分利用交叉学科的优势来研究生物数据，探索疾病的易感因素和发病机制。

信息技术的发展改变了人们获取信息的方式，终结了诊疗中的难题，加深了人们对医学数据的认识。远程医疗突破了时空的限制，拓宽了诊疗的边界，从被动地满足用户的需求到主动提供个性化的健康服务，给医学带来了巨大的变革。

2.2 交叉领域的花朵——生物信息学

2.2.1 老年人的困扰

9 月 21 日是世界阿尔茨海默症日，阿尔茨海默症是导致老年人健忘和智力下降的最主要病因。阿尔茨海默症在中国还有一个使用更为广泛的名称，即老年痴呆症。2012 年 9 月，中央电视台新闻频道推出了新闻公益行动——“我的父亲母亲，关注失智老人”，讲述了阿尔茨海默症患者和他们的家庭的动人故事。

故事中的父亲母亲，不论年龄大小，都是由于疾病造成了记忆力衰退，无法独自完成一些基本的生活行动，如开关电视、吃饭喝水、外出行走等，需要专门的看护人员陪在身边，故事中有很多感人的情节：每天带着母亲去上课的中学老师，利用课余时间带母亲去洗手间，喂母亲吃饭，照顾母亲睡觉，避免母亲乱走；寸步不离陪伴老伴的叔叔阿姨们；失去了父亲母亲后悔没有早发现的子女们等。

这样的真情让我们感动落泪的同时，也给我们带来了一些疑问和担忧：阿尔茨海默症是怎么造成的？阿尔茨海默症离我们有多远？是不是每个人老了都会得阿尔茨海默症？如果得了有没有什么办法可以治疗呢？

首先让我们了解一下阿尔茨海默症。阿尔茨海默症是一种神经退行性疾病，是持续性高级神经功能活动障碍的脑病，发生在老年期或老年前期，临床表现为认知和记忆力衰退，目前还没有有效的治疗方案。俗语把老人叫作“老小孩”，一方面是说像小孩需要父母一样，老人们也需要子女的关心和陪伴，另一方面是因为认知功能和记忆力的退化导致老人像孩子一般，以前知道的东西可能现在不明白了。阿尔茨海默症是如何发生的？是否具有遗传方面的原因？如果有，其遗传因素又是什么？在寻找这个答案的过程中，交叉领域的花朵——生物信息学发挥了极大作用。

随着生物技术的发展，生物数据的规模越来越庞大，要从数据的海洋中通过传统的研究方式寻找需要的信息，就如同渔夫想从大海里捞针一般，可能一辈子都找不到。在这种数据膨胀严重、对数据的分析处理越来越不能满足要求的情况下，结合了计算机、数学、化学等多门学科的交叉学科——生物信息学应运而生。生物信息学结合了不同学科的理论和方法，充分利用学科交叉的优势来研究生物数据，为深入了解生命活动提供了新的视角和便利。

生物信息学在 20 世纪 50 年代开始孕育，以生物分子信息、计算方法和计算机科学的联系为真正开端，随后产生了一系列生物信息学分析方法，并得到广泛的认同和使用，同时生物信息服务机构和生物信息数据库也走进了人们的视线。随着人类基因组序列的测序完成，生物学的研究进入了后基因组时代，生物信息学的需求更加明显，已经成为研究中必不可少的工具。

生物信息学包含对数据的管理，如采集、存储、使用、传播等和对数据的分析两大部分。生物信息学的研究对象和研究方法都非常广泛，如物种进化、分子结构预测、基因组重排等，我们本章关注的重点为疾病研究。以阿尔茨海默症为例，疾病的发生是复杂的过程，不完全是家族遗传性的，也不完全是外界因素的影响，而是遗传因素和环境因素共同作用的结果，利用生物信息学整理和分析生物数据，探索数据背后的生物意义，寻找疾病的相关因素，为预防和治疗疾病提供帮助。

2.2.2 生物信息学疾病研究方法

复杂疾病的遗传因素探索是当前疾病研究的重点之一。“世界上没有完全相同的两片树叶”，同样也没有完全相同的两个人。为什么美国人的皮肤白，中国人的皮肤黄呢？为什么哥哥是单眼皮，弟弟是双眼皮呢？为什么同样的环境有人得病，有人健康呢？这一切的奥秘都在于每个个体的遗传信息不同。

在真核生物中，DNA 分子是主要的遗传物质。DNA 是有双链结构的双螺旋分子，四种碱基腺嘌呤（A）、胸腺嘧啶（T）、胞嘧啶（C）、鸟嘌呤（G）的有序排列形成了一组核苷酸序列。遗传信息就存在于核苷酸序列中，而具有特定遗传信息的序列就是基因。所有遗传物质的总和就是人类基因组。

我们每个人都有自己独特的基因组序列，虽然 99% 都是相同的，但还有 1% 的每个人的独特印记。如何寻找每个人不同的地方呢？跟我们寻找两个图片不同的方法一样，一点一点地进行对比，一个碱基一个碱基地进行比对。同样一个位置，你在这里是 A，我在这里也是 A，大家一样；但在下一个位置，你是 G，我是 C，那我们就可能在这里产生了差异。这一个碱基的差异看起来可能微不足道，但可能对人的健康状态产生影响，也可能导致个人产生某种疾病。碱基序列的差异是个体遗传信息上最基本的差异，根据遗传中心法则，从遗传信息到能表现生命活动，还有两个过程，即遗传信息由 DNA 转录到 RNA，再由 RNA 翻译成蛋白质，任何一个步骤的异常都可能对疾病的发生产生影响。

遗传机制还不明确的复杂疾病，也往往是多个基因相互作用的结果。疾病研究的发展，经历了从单点寻找易感基因，到研究有共同功能的基因集合，再到对加入基因之间的关系进行系统研究三个阶段。不论是单基因方法，还是基因集合和网络系统研究的方法，都给我们进一步了解了阿尔茨海默症的发病机制，进行预防和治疗提供了基础。

传统的单基因方法通过比较正常人群和疾病人群的基因信息，找到两个人群之间的差别基因，即可能影响疾病的相关基因。当然单个基因很难解释如阿尔兹海默症这么复杂的疾病，就如一个正常运作的机器有 5 个关键环节，如果 4 个都出现了小小问题，那小问题加起来可能造成机器无法工作。同样，找到这样具有加合意义的基因集合也是了解疾病的重要途径。从基因集合再深入思考，每个基因都不是独立个体，像人与人一样，与其他基因存在着相互影响，我们把基因间的相互作用关系引入到疾病研究中，即利用数学方法建立生物网络，从人体全局水平上研究关键基因，了解疾病的发病机制和可能治疗方案。

2.2.3 总结与展望

社会老龄化趋势让阿尔茨海默症患者数量增多，发病率在逐年增高，给老年人健康提出了很大的挑战。现有数据显示，阿尔茨海默症的患者逐步呈现年轻化趋势，事实上很多患者在中年就开始有症状和反应，给他们的生活带来了阴影和压力。不仅阿尔茨海默症对我们的生活有重要威胁，高血压、糖尿病等复杂疾病也是影响人们健康的重要杀手。科学家们设计合理的实验，利用生物信息学手段挖掘数据背后的病理意义，加深对致病机制的了解，预防、逆转或延缓疾病进展是当前努力的重点之一。

生物信息学方法不仅对我们身体健康有着重要的提示和预测作用，也是我们了解人类自身来源、迁徙和进化的重要工具。随着测序技术的发展，在人类的基因组序列被解码之后，对每个人进行测序不再是天方夜谭的事情。到未来某一天，或者我们不需要身份证，只要测一下每个人的基因组就可以唯一地确定身份，还可以根据不同个体的 DNA 序列而选择不同的医疗和预防方案，更有效和更有目标地维持身体健康。

作为一个新兴的交叉学科，生物信息学已经开始在医学领域展示它的作用，成为现代医学研究中必不可少的一部分。生物信息学目前还处于成长阶段，还有更大的未知区域等待我们去探索去发现，希望未来生物信息学会在更多不同的领域开花结果，给人们的生活提供便利和帮助！

2.3 医生天书的终结者——电子病历系统

2.3.1 从“天书病历”说起

“十一”期间，王大爷带着自己三岁多的孙子小宝来医院看门诊，小宝这几天受凉，感冒发烧了。昨天在门诊让值班的小朱大夫开了一天的药输液治疗后，小宝有些好转。王大爷想让今天的值班医师按照昨天的病历再开两天的药。谁知道这个时候，戏剧性的一幕发生了：当班的张大夫在翻阅前一天小朱大夫书写的病历时，猜测了半天，依然无法确定门诊病历上几个药品的名称（图2－1）。幸好前一天王大爷留了小朱大夫的手机号，打电话问了一下，才破译出病历上的药名。王大爷哭笑不得，医生之间相互都看不懂手写出来的病历，更别说一般的病人了。

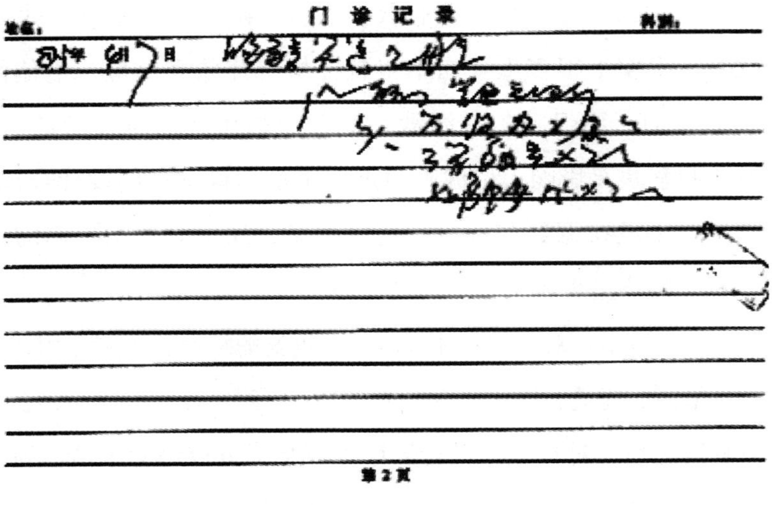

图2－1 天书病历

小朱大夫这边正陪着女朋友看电影呢，接到王大爷打过来的电话也感觉非常懊恼，回到座位上嘟哝着："这都什么医生啊，当医生这么久了，怎么连几个普通的药名都识不得?!"旁边的女朋友嗔怪他："要不是你写得那么潦草，人家会认不出你的天书来?"一句话让小朱大夫陷入了深深的思考。

其实这件事儿说起来还不能全怪小朱大夫。因为"十一"期间医院门诊值班的大夫本来就少，而来看病的病人却非常多，就拿小朱大夫那天值班来说，一天下来总共看了80多个病人，忙得连喝口水的时间都没有。刚开始，小朱还是把病历写得工工整整的，结果排队的人很快就把门堵起来了，有几个耐性差的病人家属甚至发生了口角。为了平息病人的怨气，小朱大夫只好把写字速度不断地加快，这样一来字迹就愈发潦草。因为不加快速度根本干不完活，所以签名基本就一笔完成，如果不仔细看根本就不知道他的名字有将近20多笔画!

因为门诊工作时间紧、任务重，导致个别医生书写的病历逐渐"从简"，导致病历阅读难度进一步加大。我们知道，医生书写病历一般必须包括主诉、现病史、查体、诊断、处理五部分。但是，有时候患者一多，个别医生就会在简单查体后直接叫患者去做检查，简略现病史部分；甚至有些医生在通过简要查体即可明确诊断的情况下，会直接开药，一下跳到"处理"环节。这样下来，写出来的病历也越来越短，专业术语和疾病名称甚至是字母缩写等大量出现在病历里。其实，病历书写过于潦草，难以辨识，不仅对患者不利，也会给后来接诊的医生带来不少的麻烦。书写工整的病历，不但能帮助病人了解自己的病情，后续接诊的医生，包括其他医院的医生也能通过病历大致了解患者的病情，从而可以保证患者疾病治疗的连续性和准确性。

2.3.2 卫生部的"罪与罚"

没多久，医院的一纸规定让小朱大夫再次关注病历书写的问题。那就是医院开始实行的《病历书写基本规范实施办法》。这个实施办法来自于卫生部2010年3月1日起施行的，并于2010年重新修订的《病历书写基本规范》。《病历书写基本规范实施办法》中有一条规定非常醒目，那就是要求病历书写应规范使用医学术语，文字工整，字迹清晰，表述准确，语句通顺，标点正确。医院把上述的实施办法发放到各临床科室，要求认真组织医护人员学习，仔细比较和讨论修订完善后的新规范与旧规范的不同之处，尽快熟悉落实；不定期进行本科室病历书写的培训，必要时由医院组织讲座；科室自行组织开展病历质量的自查，抽取部分运行病历，查找书写中存在的问题并进行整改。医院会定期对病历进行检查评分，并将检查结果公布，对多次检查均不合格的病历要追究书写者的责任，必要时扣除部分当月奖金。一时间，病历检查之风劲吹。

我们都知道，尽管“罚罚罚”是中国式领导艺术中非常重要的组成部分，但是单纯的惩罚永远不能真正解决问题，许多问题不仅仅是态度的问题，同时在很大程度上也是制度的问题。如果不从制度、管理和技术层面上解决病历书写的瓶颈，就很难使门诊病历“文字工整、字迹清晰”，结局是医院里依旧是天书病历横行。

简单硬性的规定，缺乏对医生本身的人文关怀。一味地要求病历条分缕析，其实也不切实际。试想，如果一位医生一天到头把大部分的时间都花在写病历上，有何意义？每一位医生日常工作中的绝大部分都忙碌于看病或者做手术，如果再加上如此繁琐的病历规范，医生就是变成机器人，每天 24 小时都待在医院也干不完。最切实际的做法是，在制定规定之前，首先应该考虑到医生的工作量和工作时间的问题，施行简单而又实用的病历制度才是解决问题之道。

2.3.3 峰回路转

院领导这次总算是给力了一把。在宣布开始实行《病历书写基本规范实施办法》的两个月后，就上马了一套新的电子病历系统。大家之前听说过这种系统，所以都对这个新生事物抱有极大的热情，因为这也是每个医生心中多年之所盼。作为年轻一代，小朱大夫接受新事物的速度明显快很多。每次坐门诊或者在病房处理病人的时候，只要输入医生的用户名和密码后，登录系统后就会出现待诊的门诊病人列表或者小朱大夫所主管的病人列表。因为有固定和成熟的病历模板，处理病人的时候，将所需填写的内容直接填写到相应的位置就行，比以前的手写病历省了不少事儿。

小朱大夫仔细算了一下手写病历和电子病历的书写速度，按照他的写字速度，手写一份病历至少需要 30～40 分钟。为了减少书写时间，小朱所在的医院曾经实施过一段时间的 word 文档病历。这样一来，书写速度的确是有所提高。但是缺点也是显而易见的，那就是经常会出现拷贝错误、打印错误和书写不规范等“低级”问题。实行电子病历以后，使用医院专门制作的不同疾病的病历模板，将病历中的重复而模式化的内容列出来，很容易将病历做到规范化。在实际临床工作中，医生在接诊不同病种的病人时，可以根据具体的病种选择不同的模板进行填写，这样就把医生从繁杂的重复劳动中大大地解放了出来。拿小朱大夫来说，现在他完成一份病历一般仅需约 5 分钟的时间，这样一来，就可以把更多的精力放在病人身上了。

电子病历所带来的便捷还不止这些，就如同前文所述，对于二次或多次就诊的患者来说，即使弄丢了以前的病历本，医生也能通过病历号追溯其电子病历，从而详细、快速地对其既往病史和用药情况进行详细的了解。此举不仅能大大缩短患者的就医时间，还对病人再次入院的接诊大夫的进一步诊断大有裨益。就拿小朱大夫所管理的一位肺癌患者来说，该患者由于病情需要，需要多次入院进行化疗。这次住院来进行第 3 次化疗，上次的主管大夫是王大夫，这次入院住在小朱大夫所主管的病床上。由于医院在病人上次化疗期间已经使用了电子病历，因此她此次再入院时只需要将自己上次住院的住院号告诉小朱大夫，甚至小朱大夫只需要知道她的名字，通过简单的检索，不消 5 秒钟，她每次住院时所做检查以及所用药物等情况都会清楚地显示出来。换句话说，即使她不小心遗失病历或者忘记带自己以往的病历，也完全无须担心。

电子病历实施后，小朱大夫查房的时候再也不用带上病历夹了。以往查房的时候就必须带上病历夹，尤其是在全科室大查房的时候，往往需要由一个人推着放置病历夹的病历车，一众人等浩浩荡荡开赴病房。现在小朱大夫查房时只需要随身携带一个小本，查看病人的时候只需要将其自诉的不适症状和查体时发现的异常体征记录在小本子上，然后回到办公室，将刚才所记录的内容添加到电子病历中。

上海市虹口区江湾医院更是将电子病历进一步向前推动，走向了“移动智能电子病历时代”。在江湾医院的病房内，医生采用平板电脑进行移动智能化查房，这样一来，轻触指尖，患者的健康情况就一目了然。相比较传统的查房—下医嘱—执行的步骤来说，数字化移动智能化查房这种新颖的信息化医疗手段可全程把控医疗质量，实时查询监控，降低医疗差错。为此还闹了一个笑话，年过七旬的张大爷坐在医院病床上，看着查房的年轻大夫在病房里拿着平板电脑在上面点来点去，就跟主任投诉："主任，你可得好好管管你们医生了，查房还拿着平板电脑打游戏玩儿。这东西我认识，我孙子在家时就一天到晚拿着玩。"主任闻听后哈哈大笑："张伯，您不用担心，这可是我们引进的新式武器，我们现在就用它查房了。"要是在以前，医生查房都要推着病历车，每个病人的病历本都要一个个放在病历车上。8 点钟开始查房，医生经常要查到 11 点半，然后住院医师再在办公室开医嘱，这样，医嘱往往等到要下午才能执行。现在用平板电脑查房，再也不用推着病历车满病房到处乱跑了。每位病人的电子病历、用药情况、检查单等信息，指点间就能在平板电脑上显示出来，非常方便；更重要的是，还可以一边查房一边用平板电脑直接下医嘱，大大提高了工作效率和准确率，医生有更多的时间研究病例以及同病人和家属进行沟通。

但是话又说回来了，对于小朱大夫这样的年轻医生来说，很快就能适应使用电子病历后的工作状态，并享受电子病历所带来的便捷。但对于很多年纪偏大的医生们来说，他们几十年来一直使用手写病历，查房时带上厚厚的病历本，早已习惯了传统的模式，突然需要重新学习电脑操作及文档编辑，难度颇大。刚开始使用电子病历的时候同样闹了不少笑话，比如拷贝错误、漏填忘填等错误比比皆是。医院为了解决这个问题，加强了临床医护人员电子病历方面的业务培训，甚至医院的信息科在个别科室还专门配备了额外的人员帮助这些大夫。

由于是医院强制性规定，小朱大夫也参加了电子病历书写的培训。在培训班上，信息科的小赵绘声绘色，使用了大量的图片，甚至视频，来帮助大家认识电子病历，并更好地使用它。小朱在培训班下课后，找小赵详细地了解了有关电子病历的大致情况。

小赵说，事实上，电子病历由来已久。早在 1960 年，以美国麻省总医院为代表，就开发并投入使用了门诊电子病历系统，从此电子病历系统登上了历史舞台。麻省总医院在该方面是第一个吃螃蟹者，其门诊电子病历系统已有的组成和制定的最初的规则，对后来的电子病历系统产生了深远的影响。1991 年，美国国家科学院医学研究所发表了题为《电子病历系统是医疗保健的基本技术》的研究报告，总结了 40 年来实现病历记录计算机化的经验，全面论述了电子病历系统发展的各个方面，提出了推动电子病历系统的多项重要建议。该研究报告极大地推动了电子病历系统的发展。但是，自下而上“自发”地提出的概念性的产品，往往缺乏商品化和市场化的各种要素，难以大规模推广。到了 1994 年，德国西门子公司才面向市场推出了功能齐备的、更具市场化推广竞争力的多媒体电子病历记录系统。随着时间的向前不断推移，在 2004 年，美国当时的总统小布什在众议院的年度国情咨文中，把建立电子健康记录的目标概括为“将健康记录计算机化，我们可以避免严重的医疗事故，降低医疗费用，提高医疗水平”，要求在 10 年内确保绝大多数美国人拥有共享的电子健康档案。美国还准备以个人电子健康记录为基础，建立国家健康信息体系，从而保证实现美国公民的全民健康信息数字化。据研究人员测算，小布什 10 年的任期内仅在该项目中就投入了 2 760 亿美元。

电子病历在我国才刚刚起步，其技术和理论发展均不成熟，目前主要的目标是取代纸质病历，提供纸张病历无法提供的服务，如随时随地可以得到病人信息等。有关电子病历的功能研究主要侧重于临床基本应用功能，而国外电子病历的功能多集中于语音识别、临床决策支持、知识库、系统集成、远程应用等。

2.3.4　前景及展望

未来电子病历系统发展的方向主要集中于病人信息的全息提供以及同云计算结合两个方面。首先我们看一下电子病历的信息提供功能，这是电子病历的基本功能，当然所提供的信息自然是越完整越完美越好。这种病历被称为全息病历，不仅包括了病人的全部一般资料，同时还提供数字、文字、图形、影像、声音等多媒体信息和统计分析结果，所提供的信息量较一般的病历大得多。IBM 公司推出了可以使医生以人体三维图像的形式浏览的患者的电子病历。该电子病历系统中每位患者的资料直观地呈现为三维人体图像，医生通过点击人体图像不同部位即可显示患者该部位器官组织的相关信息。该技术旨在使临床操作实践变得更加直观简易。而在云计算时代，电子病历加密后进入云计算体系，获授权者可在任何地方、任何时间都能调阅共享。无论是在急诊、门诊还是在病房，所有的医护人员所看到的都是统一格式和相同内容的病历，从而确保了所有诊疗方案的制订都能全面依据病人的病情，避免了仅仅依赖于某一医生对某一局部症状的孤立或片面的诊断和治疗。不同医疗机构的医生获得授权后可以共享病人的信息，避免了重复检查的浪费，提高了诊治的效率。

电子病历在我国的应用和发展正处于初级阶段，随着新技术的应用，将有很大的上升空间。目前我国正在逐步制定符合中国国情的电子病历规范标准，同时对商品化的电子病历系统按照标准进行统一要求，提供统一的接口进行对接。这样做对提高各级医疗信息管理部门的工作效率将有极大的促进。科技改变生活，相信未来全息的和智能化的电子病历会有更加美好的未来。

2.4 突破时空的诊疗——远程医疗

2.4.1 由“悬丝诊脉”说起

话说唐贞观年间，太宗李世民的长孙皇后怀孕已十多个月不能分娩，皇宫内的太医翻遍了医书，用尽了办法，依然束手无策。太宗皇帝终日愁眉不展。大臣徐茂功将民间医神、千金药王孙思邈推荐给太宗，因为民间都传说疑难之症一经孙思邈医治，保证药到病除。唐太宗闻听此言，立即派使臣将孙思邈召入皇宫。

孙思邈乃一介布衣，皇后的“千金凤体”他是不能接近的。于是孙思邈就取出一条红线，叫宫女把线系在皇后的手腕上，一端从珠帘拉出来，他坐在珠帘外捏着线的一端，给皇后诊脉。诊完脉象后，孙思邈当即诊断为胎位不顺，紧接着又隔着珠帘为皇后做了针灸。不大会儿工夫，只听得婴儿呱呱啼哭之声，皇子诞生了，皇后的病也好了。这就是“悬丝诊脉”的来历。我们接触“悬丝诊脉”这个概念可能大多是从《西游记》里面来的。《西游记》中讲了一个孙悟空“悬丝诊脉”的神话，朱紫国国王病重，孙悟空前去诊治，将三条金线送入寝宫，请国王按寸、关、尺部位系在腕上，再将金线另一头由窗口穿出来。孙悟空接了三条金线，仔细诊脉，终于断定了国王的病情。

孙思邈和孙悟空的故事毕竟是传说，但是在古代宫廷中，“悬丝诊脉”确有此事。在上海中医药大学医史博物馆内，至今仍保存着一张陈姓御医为慈禧太后牵线诊脉的照片。据说，那次慈禧患病，陈御医在既看不到她的神色，又不敢询问的情况下，隔着帷帐在红绿丝线上切了脉，并小心翼翼地开了三帖消食健脾药方。慈禧服后果然奏效，并赐他“妙手回春”金匾一块。过了许多年，陈御医隐居后才透露了当时的真情。当他得到要为慈禧看病的消息后，便用重金贿赂了内侍和宫女，获知慈禧的病是食螺肉引起的消化不良，由此拟出药方。

悬丝诊脉靠的是中医先生精准的指尖触觉。现代技术中已经出现了很多感知触觉的产品，使用的关键技术叫作“压力传感器”，利用压力传感器，我们就可以将触觉信号转变为数字信号，经过电脑的处理，得出病人脉象的各种信息。

虽然触觉传感器的性能尚未达到和人类皮肤相同的感知能力，还不能达到人手这样的精细程度。但相信随着传感技术的不断发展，“悬丝诊脉”这个旧时王谢堂前燕，终将飞入寻常百姓家。目前，世界上首台“脉图循环动力检测仪”在我国试制成功。它能使脉搏波在荧光屏上清晰显示，就像“心电图”一样，5分钟准确诊断多种疾病。经过进一步完善，将来会在各个领域发挥巨大的作用。试想一下，如果将这套现代“悬丝诊脉”电子设备安装在宇航服内，随着“神舟N号”飞船带着我国的宇航员飞向遥远的太空，随时跟踪记录宇航员的脉象信号并传回地球，提供宇航员的健康信息，这样既能保证宇航员们的健康，也能保证宇航工作的顺利进行。

悬丝诊脉虽然方便，但是很多时候疑难杂症病人远在千里之外，急需得到省级国家级医疗专家的会诊，这个时候专家需要的信息不仅仅包括病人的脉搏信息，而且包括了病人的化验结果、各种CT和磁共振片，甚至亲眼要见到病人，才能得出全面、正确的诊断。这个时候仅依靠悬丝诊脉是远远不够的。需要一种叫作“远程会诊”的系统才行。下面我们就谈谈“远程会诊”系统是怎么一回事儿。

2.4.2 怪病之殇

这是两个真实的案例。

1994年夏，山东临邑年仅12岁的女孩儿杨晓霞在上课写作业时发现右手拇指上有个“小黑点”，很痛，起初晓霞还以为是什么东西在手指上扎了个刺。结果几天下来，拇指上的小黑点没有明显消退的迹象，她就到当地的一个小诊所把那个“小黑点”给挑了。

然而，这个小手术如同打开了潘多拉的魔盒，手术的部位开始溃烂，并且一发不可收拾。溃烂从右手到小臂不断蔓延，甚至“转移”到了左手。在山东看了多家医院，都没能遏制这种“怪病”的发展，心焦的父母带着女儿进京求救，几经辗转后最终被北京军区总医院收治。在保守治疗无效的情况下，医生不得不截掉她的右前端小臂和左手的两个手指，但仍无法控制疾病的发展，晓霞的手臂仍在溃烂不止。北京军区总医院专门成立了杨晓霞救治小组，同时，医院通过 Internet 网络向国际社会求援，很快 200 余条信息从世界各地传到北京，病因最终被确诊为“多种细菌协同性坏疽”，经过治疗，最终晓霞获得痊愈。

一年后，在 1995 年 3 月的某天，清华大学一名女大学生得了一种怪病：起先是肚子疼，吃不下饭；接着胃部不舒服；紧接着她的头发开始脱落，并在几天内掉光。接下来又莫名其妙地出现关节疼痛，最后出现了头晕、烦躁、神志模糊等中枢神经症状。该女生迅速被送进国内医学的圣地——协和医科大学治疗，但她的病情急剧恶化，入院 5 天就进入了昏迷状态，并且出现呼吸衰竭，生命垂危，而病因却始终没有查出来。

病房外，女生的家人、同学和老师们都心急如焚，情急之下，众人把目光投向当时还不甚发达的计算机网络。同学们连夜赶稿，齐心协力将女生的病况译成英文，在 4 月 10 日通过互联网向世界发布信息，寻求全球医学专家的援助。信发出仅 3 小时，就收到回信，4 个小时以后求援的消息已经传遍美国，两周后传遍世界，世界各地陆续回信 1 500 多封，30% 的回信都认为是“铊”中毒，国外许多著名医学专家根据描述的症状提出了自己的见解，为抢救赢得了时间。

以上两例远程会诊在国内医疗界和新闻界可谓一石激起千重浪，使更多的中国人认识了远程医疗。

说起来以上的两个案例，大家一定会惊讶不已：没有见到病人，没有详细地望触叩听，仅仅凭借万里之外的一根网线发送过来的有限的资料就可以对疾病做一个明确的诊断了吗？其实，远程医疗早已经跨越诊断领域，医疗专家甚至可以借助医疗机器人对远在万里的病人进行手术。

2.4.3 手术——在千里之外

像往常一样，骨科王主任开始了紧张的一天。但是跟平时不同的是，今天的手术是王主任在远程控制间而不是手术室进行的，更为离奇的是要进行手术的病人躺在远在数千里之外的四川。麻醉、消毒、术前的切口、备皮等有序进行，等一切准备停当以后，手术的主角——骨科机器人在手术间上场了。

这个机器人（如果非要叫“他”机器人的话），并非我们在电影中看到的那种有胳膊有腿、带有各种天线的机器人形象。在打开无菌消毒包以后，呈现在我们面前的只不过是两条机械臂和一个工作台而已，外观跟传统意义上的机器人大相径庭。不过不要小觑这两条机械手臂，它也有肩、肘、腕三个关节，可以折叠，打开后能够上下左右任意移动。机械手臂最突出的特点就是精巧灵活。当然，想要完成远程手术，光有机械臂还不够，还需要一个观察手术现场的摄像头和一台可以进行在线远程手术的电脑。由电脑控制着机械臂上下左右灵活移动，通过导航系统按照编程准确找到手术部位。

今天接受手术的病人是一名因砸伤致右髋关节脱位、左胫腓骨骨折、骨盆骨折的四川广安小伙子。广安现场应用计算机，把患者的影像资料如 X 线片、CT、MRI 等进行叠加分析，并将手术现场所有的影像、声音通过网络传回北京。由王主任进行手术规划和调整方案，并将手术指令迅速传回广安手术现场，广安现场的骨科机器人根据分析结果和不同的标记物，通过横纵坐标进行平面定位，准确找到结合锁定点，最后由广安的操作医生将螺丝钉准确拧进远端带锁髓内针的针孔。整个手术过程紧张有序，有条不紊。过程非常顺利，术中出血不多。不同于平素手术时的角色，王主任在远程手术中更像是指挥家。正如王主任的话来说，这次手术就好比医生的人在北京，而医生的手被网络和机器人延长到千里之外的异地操作。

相对传统手术来讲，手术机器人有着以下无可比拟的优点。

（1）立体展示影像。根据电脑计算出来的立体影像，医生可以在术前就对手术方案进行设计和模拟、仿真操作，真正做到“胸有成竹”。

（2）缩短手术时间，减轻患者痛苦。计算机导航技术简化手术操作，大大缩短手术和麻醉时间；由于主要是微创手术，使得病人康复时间大大缩短，住院时间和医疗费用也相应减少。

（3）定位精准。骨科医生无论手感怎样准确，也抵不过计算机的精密计算。比如髓内钉固定手术，有医生称这种盲穿髓内针远端锁定技术为“在黑暗中穿针儿眼”。

（4）稳定性高。采用计算机导航技术后，可以制造出同患者真实骨骼尺寸相符的人工关节，这种“特制”的个体化人工关节同人体完全匹配，并由机器人进行安装。另外，因为传统骨科手术对医生经验和体力要求都很高，医生疲劳时难免出现手部轻微抖动。而机器臂不知疲倦，在手术过程中一直稳如泰山。

2.4.4 远程医疗，为何舍近求远？

说了这么多，提起来远程医疗，很多人可能会有这样的疑问：我所在的地方就有医院，就算是去远一点的大医院，无非也就是几十分钟的车程，为啥还需要远程医疗，有这个必要吗？

谈起来这个问题的话，就不能不提起来我国目前的医疗资源分配情况。首先，我们来看两个80%：我国人口的80%分布在县以下医疗卫生资源欠发达地区，而我国医疗卫生资源80%分布在大、中城市。

我们大家都有这样的体会，生病了都希望能到三级医院接受专家的治疗。这样就造成了基层医院病人纷纷流入省市级医院，加重了省市级医院的负担，造成床位紧张，基层医院床位却反常地闲置，最终导致医疗资源分布不均和浪费。在这种情况下，实施远程医疗，就可以让欠发达地区的患者足不出户即可得到接受大医院专家诊治的机会。另外，通过远程教育等措施也能在一定程度上提高中小医院医生的水平。

另外，很多偏远地区的医疗条件比较落后，在遇到危重和疑难的病例时往往无法实施有效的救治。这些病人往往要被及时送到上级医院，接受医疗专家的诊治。从医学经济学上来说，除了正常的住院医疗费外，转诊所需的费用就至少包括：往返交通费、亲属陪同费用、住宿费、餐费等，可以说花费相当昂贵，少则数千元，多则数万元甚至数十万元。这样还没有算上转诊途中的颠簸给病人的身体造成的不适和危险。许多没有条件转诊的病人就是这样耽误了诊疗，错过了宝贵的治疗时机。这个时候，通过远程医疗就可以让千里之外的专家对病人进行诊疗，大大减少了就诊费用。

远程医疗，从广义上来讲，包括了所有使用远程技术的医疗活动，包括远程医疗通信技术、全息影像技术等。具体来讲有远程诊断、远程会诊及护理、远程教育、远程医疗信息服务等多种形式。

说起来，“远程医疗”这个从中文字面上可以望文生义的词汇，其实是一个舶来词。早在上世纪50年代末，美国放射科专家就首先将双向电视系统用于医疗；虽然现在看起来非常简单：无非是采用有线电视摄像传送的办法，在A楼拍的X光片通过光缆可以在B楼看到，可以算上远程医疗系统的雏形。同年，于特拉等人将以上技术发扬光大，创立了远程放射医学。此后，不仅仅是影像学，其他不同学科的学者开始对远程医学不断进行完善，并出现了Telemedicine这一词汇，现在国内专家统一将其译为“远程医疗”。

2.4.5 前景及展望

随着远程医疗的进一步发展，它将在以下方面有所突破。

（1）医学信息的云计算化：随着光纤通信技术的发展、计算机速度的提高和存储容量、存储方式的改变，医疗信息将走上一条高速、大容量的通道。大量的医学信息将存储于云信息中心，方便随时查阅。

（2）虚拟医院：虚拟医院不是一家真正意义上的医院，而是一种计算机网络的虚拟系统。虚拟医院里也有门诊室、护士室、检验科等，但这些机构仅仅存在于分布在计算机网络上的各个节点上。病人可以随时登录，建立个人专属医疗信息记录，向包括虚拟专家和人工专家咨询，利用世界上的各种医学数据和新闻，对医疗效果进行评价。

2.5 转向健康的医学变革——健康物联网

2.5.1 让小病“宅”在社区

王大爷几年前发现血压偏高，每天都要服用抗高血压药物。几乎每周都要抽3天时间到社区诊所或医院去量血压，每月都要到医院拿药。虽然社区诊所和医院里的医生、护士都对王大爷非常热情，但是毕竟每次去都要排队等待，时间久了，也感觉很不方便。

几个月前，王大爷所在的街道卫生服务中心搭建起了物联网健康社区卫生服务平台。起初，王大爷对这个平台还不了解。这不，前几天隔壁爱赶时髦的刘老太一看来了新生事物，就忍不住好奇从社区卫生站买来了一台能够连接物联网的血糖仪。乍一看，这个血糖仪跟普通的血糖仪没有啥区别。但是不同之处就在于它带有网络接口，接上网关和路由器，就跟物联网连上了。患有多年糖尿病的刘老太每天在家中测量血糖后，过不了几秒钟，血糖数据就可以通过网络自动输入社区卫生服务中心的医用平台上。每个居民都有独一无二的账户，保证了数值的正确无误，不会互相“串号”。而在社区卫生服务中心这一边，设施也非常简单，只要一台电脑、一部网关、一部路由器，就构成了一个简单的系统平台处理终端。

一旦有社区居民测量的血糖值有异常，社区卫生服务中心的电脑上就会发出报警声，社区卫生服务中心被称为“健康保姆”的医生们，就会立即做出反应，打电话通知该患者及其家属，及时调整用药。如果社区卫生服务中心解决不了问题，会立即将异常情况上报到所在辖区内的综合医院，由那里的专家进行会诊，对病人进行及时的诊治。得益于先进的物联网平台，这些“健康保姆”们还可以通过掌上电脑、手机等移动通信设备，双向实时地监测所管辖区内居民的血压、脉搏等。这样一来，刘老太免除了经常去医院排队之苦，在家中就能够及时调整降糖药的用量，她心里别提多高兴了，逢人便说健康物联网的好处。

王大爷也心动了，去社区卫生服务中心购买了一台小型的全自动上臂式电子血压仪，每天在家测量血压。这一天王大爷像往常一样，把电子血压仪绑上胳膊测量血压，测量出来的血压显示 152/103 mmHg。没多久，社区的陈医生就给王大爷打了电话，只听电话另一头传来王大爷爽朗的声音：“身体没啥异常，头一点儿都不晕，可能是刚才量血压时我没有把毛衣脱掉，我马上再测一遍，陈医生你这边再看看。”不一会儿，新的血压数据就传了过来，一切正常，陈医生这才放下心来。放下电话，陈医生感慨道：“多亏有这个物联网健康平台，‘健康保姆’们在社区医院就能实时掌握辖区内居民的健康状况，居民足不出户就可以接受医疗专家的服务，等于是‘健康阵地’前移了。”

无独有偶，同样是得益于物联网技术，福州市也推出了能够实时监测居民健康的手机业务——基于脉搏信号控制的手机远程监护系统。该系统能够实现手机诊脉功能，跟前面提到的“悬丝诊脉”具有异曲同工之处。这套系统整合了手腕脉搏检测设备，并植入中医诊脉程序，可对患者进行“自动诊脉”。同时，诊脉信息可以上传至手机，通过手机上的诊断软件即可实现对患者脉搏波形的频谱分析、脉率显示及异常情况分析，发现异常的脉象，系统会通过物联网发送给中医先生，由中医先生为患者进行进一步的号脉。

这样，患者即便在家中进行“手机诊脉”，也可远程获得中医诊治，可算得上是现代版的“悬丝诊脉”。如果你认为该技术只能够做到远程“悬丝诊脉”，那你就错了。它还能够针对身体紧急情况实施网络点对点呼救。患者在家身患急病时，只需要通过按手机上的一个按键，就可以实现一键求助。手机可以借助自身的定位技术自动发送位置信息，大大地缩短了患者等待抢救的宝贵时间，使得抢救成功率大大提高。目前，这一技术已获得国家专利，并获第十九届全国发明展览会银奖。

以上所描述的这些场景，在几年前几乎是无法想象的。是什么带来了如此巨大的便捷？答案是物联网。那么，究竟什么是物联网？物联网又是怎么样跟健康联系起来的？这还需要从物联网的由来说起。

2.5.2 联，一切皆有可能

什么是物联网？所谓“物联网”（Internet of things），如图 2－2 所示，是指将各种信息传感设备，如射频识别（radio frequency identification，RFID）装置、

红外感应器、全球定位系统、激光扫描器等种种装置与互联网结合起来而形成的一个巨大网络。但它比 Internet 更为庞大，已经成为未来网络技术发展的趋势。在这个网络中，系统可以自动的、实时的对物体进行识别、定位、追踪、监控并触发相应事件。

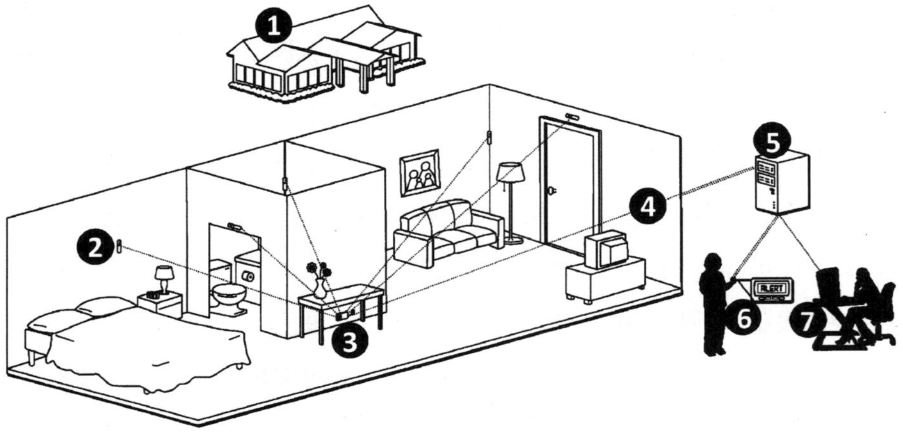

图 2－2　健康物联网模式

1. 患者在所居住的社区或工作的单位进行日常的活动。
2. 部署在住所、工作场所的传感器和患者随身携带的终端跟踪采集患者健康指标。
3. 传感器将患者跟踪数据发送到集中器，异常信息会立即出现到终端上。
4. 集中器将数据传输到远程服务器上。
5. 服务器端的软件会对数据进行分析以判断患者是否需要提供健康指导或紧急援助。
6. 系统将分析筛选出的、需要紧急处理的个案通过各种渠道通知专业人员进行后续处理。
7. 患者可以通过门户定期查看其健康状况报告和对应的健康指导。

相对于物联网，我们可能对互联网更为熟悉。但是，我们知道，即使网络功能再强大，网络内容再丰富，也终究是虚拟的，它没有跟现实世界中的物品联系起来。而物联网则是把物体与物体连接起来的网络，最终把人与所有的物体连接了起来，改善了人们的生活方式和保健水平，提高了人们的生活质量。

如今走在大街上，随处可见有人用手机或平板电脑发微博、晒图片。新的联网与应用每天都会出现，层出不穷。人们越来越习惯于使用智能手机、上网本、平板电脑等设备，通过无处不在的无线网络进行联网。这些设备将我们带入新的网络时代——互联计算时代。可以想象，未来你甚至可以利用街角的电子报纸阅读板、取款用的 ATM 机、汽车里的车载信息系统及所有的可联网的设备，打造一个移动的、连续的、个性化的互联网空间。

我们可以预见，未来的互联网在规模、形态等各个方面都将远远超出目前互联计算的范畴，最终进入万物互通互联的物联网时代，物联网应用技术将会渗透到人们生产与生活的每一个角落。

以下的三大技术在推进物联网的实现中将起到至关重要的作用。

（1）全新的 IP 技术：使所有联网的设备都拥有独一无二的、容易辨识的“身份”。像我们生活中的每个人都有自己的唯一的身份证号一样，网络中每台设备也需要一个可识别的“身份”。目前我们在互联网中使用的“身份识别技术”是 IP 技术，遵循 IP 协议。曾经广泛使用的 IPv4 协议下的网络地址资源现存大约只有 40 亿个，业已被用尽。作为下一代互联网地址结构，IPv6 可提供多达 2 128 亿个 IP 地址，从而使得联入网络的各种物品，如家用电器、汽车、生产机器等设备都将拥有自己独有的 IP 地址。有人甚至形象地比喻，让世界上每一粒沙子都有自己的 IP 地址。

（2）传感器技术：让设备变得更加“聪明”。我们在电视上看到美国火星探测车“好奇号”在凸凹不平的火星表面陆地蜿蜒前行，遇到障碍物也可以顺利通过，不禁会为其智能化程度惊叹不已。其实“发现号”之所以能够如此智能，传感技术在其中发挥巨大的作用。火星探测车拥有数量众多的传感器，在遇到障碍物时这些传感器能够及时把感觉到的模拟信号转化成可由计算机处理的数字信息，经过探测车内部的电脑分析和计算，从而及时调整行走路线，绕过障碍。

通过传感技术，原本冷冰冰、呆板的设备便具备了生物所特有的感知温度、光线、重力、地点等指标的能力，并因此而变得聪明起来。举个例子：将来我们可能会拥有物联网冰箱。联网后，冰箱可以监视储存的食物，当你的牛奶短缺时它就会发信息通知你。它还可以跟踪美食网站，为你收集食谱并在你的购物单里添加配料。这种冰箱知道你喜欢吃什么东西，依据的是你冰箱中物品的存储和消耗量。这种冰箱甚至还可以照顾你的身体，因为它知道什么食物对你有好处。

（3）云计算技术：实现数据的智能存储、调用与管理，数据的使用将如同使用水电一样方便。我们都有这样的体会：上午花费了两个半小时绞尽脑汁在办公室电脑上写的东西，可能因为匆忙中没有来得及拷贝出来，耽误了下午的会议进度。这个时候要是有个能够通过网络随时存取的文件夹该有多好！云技术就是基于以上的困惑和烦恼产生的。拿上面的例子，如果拥有一个云计算文件夹，也就是常见的“网盘”，就可以实现文档的随时随地存储和使用，昨天在北京写的文档，放入网盘中，今天回到郑州后只要找到一个能够上网的设备，就可以访问网盘进行编辑使用。当然，云计算不仅仅包含了简单的存储功能，甚至能够帮我们进行复杂的运算，节省我们的时间和维护本地计算机的费用。

2.5.3 落霞与孤鹜齐飞

信息产业经过多年的高速发展，分别经历了计算机互联网与移动通信网两次浪潮，在进入21世纪后开始步入疲软阶段，表现在互联网经济泡沫的破灭和互联网内容的一度匮乏等。在此背景下，结合了多种概念元素的物联网一经提出立即得到全球的热捧，被称为世界信息产业第三次浪潮。

物联网概念实施伊始，各个行业和领域即结合自身行业特点利用这个技术各自发展了各种物联网应用，比如智能家居、智能交通、智能电网、工业监控、智能医疗、城市设施、物流供应等，都已经给社会带来了巨大利益。

目前的医疗卫生领域，在经历了数十年的高速发展后，也凸显了不少问题和矛盾。这其中就包括了市民对高质量医疗保健的期望，慢性疾病流行分布的增加和医疗负担的加重，市民和患者流动性的增加所导致的医疗服务连续性序贯性差，医务人员特别是医疗专家资源的匮乏，不同地域医疗资源分配的不平等，医疗成本的增加等。

如何解决以上这些问题？我们知道，无论是增加医院、增加医疗开支或是增加医生数量（当然，这些也非常有必要，但不可能一蹴而就），都不能做到完全满足日益增长的医疗健康需求，医生也不可能24小时不间断地陪护病人。这个时候，物联网登场了。其各种传感设备能够帮助医院实现对病人的智能化医疗和对物的智能化管理，将医院内部的医疗信息、设备信息、药品信息、人员信息、管理信息进行数字化采集，并进一步处理、存储、传输、共享等，细分为医疗活动中各个环节的具体应用，从而解决目前医疗平台支撑薄弱、医疗服务水平整体较低、医疗安全生产隐患较多等问题。

2.5.4 数字化医院

如前所述，物联网在医疗卫生领域作用巨大。具体到医院内部工作的医疗信息管理方面，可能包括以下几个方面：身份识别、样品识别、病案识别等。让我们设想一个病人在家中突然发生急症需要入院治疗的场景。

首先，如果联系不上病人家属，借助物联网中的 RFID 电子标签技术，就能可靠、高效地进行病人身份信息的确认，为提高救治成功率争取到了宝贵的时间。

病人入院后，接诊医生可以通过物联网授权查阅病人的既往病历、病史和治疗措施，甚至包括病人转诊前在前一个医院的详细的诊疗措施；后续接诊的主治医生可迅速调出病人的家族病史、既往病史、各种检查治疗记录、药物过敏史等电子健康档案，为制订治疗方案提供帮助。

在病人住院期间，使用电子标签技术还能够对病人的用药情况进行存储、使用、检核流程的追踪，简化人工与纸本记录处理，强化药品管理，确保药品供给的及时和准确，确保病人的用药安全。危重症病人需要输血治疗时，可以使用电子标签技术对血液制品进行管理，能够有效避免条形码容量小的弊端，实现非接触式识别，减少血液污染，提高输血治疗的安全性。而在妇产科，利用电子标签对新生儿进行母婴识别管理则显得尤其重要，这样就可以有效地避免了新生儿抱错和丢失的案例。

在病人出院后，还可以利用电子标签技术准确记录其住院期间所使用的药品和医疗器械等情况，为医疗器械和药品持续改进提供详细的记录。

由此可见，在物联网的时代，医院已经不再是我们平时眼中的医院，而是利用数字技术为病人提供高质量高效服务的“数字化医院”。

2.5.5 前景及展望

物联网为医学吹来了一股清新的风，而医学的各个领域又为物联网带来了丰富的应用内容。这里不能不提到复旦大学附属中山医院呼吸科主任、上海市呼吸病研究所所长白春学教授带领的团队，他们依靠传统医疗技术、云计算技术和物联网等，研发出了“移动云加端物联网医学”技术。

移动云加端物联网医学将具有移动功能的“云加端”技术应用于远程医学，从而更加精细、动态和“智慧”地进行疾病预警、早期诊断和监护治疗，提高医疗资源利用率和人们健康水平。这样看来，医学和物联网的结合就如同王勃“落霞与孤鹜齐飞，秋水共长天一色”的诗句那样，相辅相成，让人对未来医学物联网的发展充满期待。

2.6 自由遨游知识的海洋——数字医学图书馆

2.6.1 从烧伤科的故事讲开去

邱财康这个名字，在80后90后甚至是70后人群中恐怕都非常陌生。但是在50年代末，这名普通的炼钢工人，曾经成为当时多部热映影视作品的主角。这是为什么呢？

我们还要先从一次不幸的事故说起。1958年5月26日晚上，当时28岁的邱财康，是一名上海钢铁三厂的炼钢工人。由于操作的失误，被炼钢炉里高达1 200 ℃的铁水严重烫伤，伤员被立即送往当时的广慈医院，也就是现在的瑞金医院接受治疗。医生对邱财康的伤势进行了详细地评估，发现他烧伤面积达89.3%，其中三度烧伤占23%（三度烧伤是指皮肤的表皮、真皮及皮下组织三层都已烧坏）。按照当时的国际医学水平，烧伤面积如果超过50%，死亡率就达85%，如果面积超过75%，死亡率几乎100%。也就是说按当时的医疗条件，邱财康是不可能救活的，在全世界都没有这样的先例。

在那个大炼钢铁、赶英超美的时代，炼钢工人救治工作的政治影响力是不言而喻的。为此，瑞金医院成立了专门的烧伤治疗小组对邱财康进行救治。医院发动了30多名医生，一头扎进图书馆，分头查阅近10年来各国发表的烧伤医学文献，最后归纳成15条治疗措施。这15条宝贵的治疗方案后来成为了国际烧伤治疗的金标准。

在图书馆内中外文献的帮助下，这个救治过程创造了多个当时的世界首例。这其中包括了朱德安医生提出加压快速输液这一沿用至今的“瑞金补液公式”，打破了以往根据国际灼伤医学权威伊文思文献记载的每天输液不超过 1 万毫升的规定；首创打洞异体皮嵌入小块自体皮的混合移植和利用头皮作为供皮区的方法；首次使用多黏菌素 B 及噬菌体成功控制烧伤伤口的绿脓杆菌感染。这个病例创造了医学发展史上的奇迹，一举奠定了瑞金灼伤学科的基础。可以说，没有图书馆强有力的支持，邱财康要想重新赢回生命，重新开始生活，几乎是不可能的。

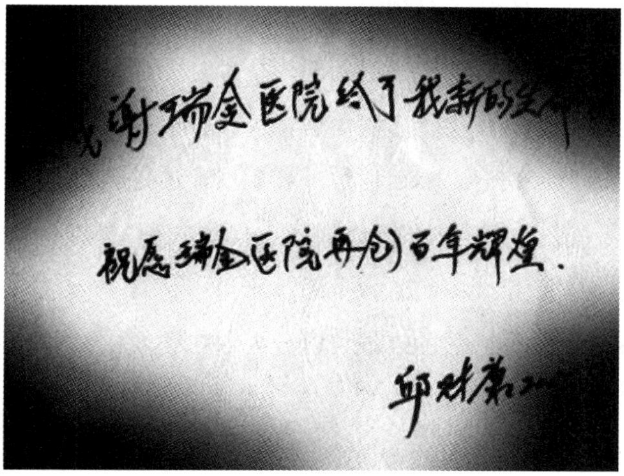

图 2－3　邱财康送给瑞金医院的匾额

2.6.2　医院的电子图书馆

在现代医院中，图书馆资源更多地跟医学科研和论文发表联系在一起。这不，夏末秋分季节，又到了“一年一度晋升忙”的时候。写论文、发表文章的事情又开始被小朱医生的很多同事挂在嘴边，很多人到了晋升的时候才发现所需要的论文还没有着落。小朱医生今年还没有到晋职称的时机，但在日常工作中也遇到了很多的问题，有着很多的心得体会。所以小朱医生想进行一些科学研究，把自己的收获总结出来，变成论文记录下来，作为这一段时间的工作总结。

想到就去做，小朱下班后简单吃点饭就直接跑到医院图书馆。在这里，小朱找到了久违的校园感觉。

除了看书翻阅学术杂志，小朱也喜欢到旁边的电子阅览室查阅网上的文献。医院图书馆今年刚购买了中国知网和一些外文文献数据库，所以查阅电子文献非常方便。相对于看纸质版文章，网上查阅更有针对性，可以集中于一个命题详尽地查阅到相关的很多文献。

中国知网全称为中国国家知识基础设施工程，简称 CNKI，是在 1999 年 6 月正式启动的，属于我国数字图书馆建设的重要组成部分。

2.6.3 这个图书馆没有墙

说起来数字图书馆，其实就是利用现代技术对现有文献中的图像、文本、语音、视频、软件和科学数据库等多媒体信息进行收集，组织规范性的加工和压缩处理，使其转化为数字信息，然后通过计算机技术进行储存和管理，并通过互联网技术进行传播，使用户可以方便地从网上得到各种文献服务的技术。通俗地讲，数字图书馆就是数字化的信息数据库。

数字图书馆产生的原因总的来说可以分为内在和外在因素两种。其中内在因素主要是图书馆本身产生的建设意愿。主要是因为传统的印刷型文献不易保存，非常容易受到各种自然的和人为的损害。同时印刷型文献信息的利用效率低，一本书或一本杂志只能借给一个读者阅读。因此，必须利用现代技术将图书馆保存的书刊资料进行数字化，以方便文献的存储和信息的传递，同时文献信息数字化，将会使得图书馆所提供的服务内容更具时效性和针对性，更容易满足社会化的需求。

令人感兴趣的是，文献的数字化存储技术其实发源于电影里特工和情报人员的情报技术。正是从情报技术中获得灵感，图书馆才开始将文章储存在缩微胶片上利用联机储存目录和索引进行检索。我们今天之所以能够方便地坐在家中，喝着绿茶，悠闲地从网络上阅读从前只能到图书馆才能看到的书，应该感谢那些“007”们，或许詹姆斯邦德也没有想到他竟用手中的微缩相机开启了一个全新的图书馆时代。

数字图书馆产生的外在因素主要包括以下三方面。一是文献资源信息量的激增。自从人类在神庙中储存图书开启文献历史以来，文献数据就不断发展壮大，并且文明程度越发达，文献数据量就越大。特别是上世纪末以来，各种出版物的数量迅速增加、容量不断扩大，种类也趋于多样化。因此，有必要利用现代信息技术对以上的文献资源进行有效地管理。二是数字化技术的发展。随着存储技术的发展，硬件容量也越来越大，存储能力大大加强，以数据库为代表的软件管理能力也日趋完善，即使是海量的信息也能轻松存储。三是互联网技术的迅猛发展。在文献信息形成数字化和有效管理后，需要借助网络通信技术进行高效和经济地传播，才能最终发挥数字图书馆作用。

可以预见，随着数字化图书馆的兴起，书架将会从图书馆悄悄地消失，那种到索引卡片柜的抽层里去寻找目录的做法会逐渐成为历史。数字图书馆被称为“无墙图书馆”，也被称为“虚拟图书馆”或“无纸图书馆”，它实际上是一种基本摒弃了纸质印刷信息体而通过各种网络获得信息的图书馆。从前，在少数发达国家因为文献资源丰富而形成的学术上的“文献信息壁垒”，将会随着数字图书馆的建设和不断完善被逐渐打破。

2.6.4 伸手可及的图书馆

数字图书馆建立之后，需要有合适的途径提供给更多的人来享受图书馆的服务。这里就要提到用户终端服务的问题。不同的用户常用的终端服务是截然不同的，一般人最常用的当然是电脑网络了，可是老年人呢，很多人不懂网络，怎么办？怎么样才能把图书馆的服务送到他们手中，使得他们也能享受到阅读之乐？另外，现在的年轻人网络终端早就从电脑转移到智能手机和平板电脑了，也需要有操作便捷的图书馆应用程序，以便这些人能够在移动终端上轻松阅读，汲取知识。总之一句话：要让阅读变得无边界，让文献信息的获取变得触手可及。

我们生活中在电脑上常用的数字图书馆一般都限于图书馆网络注册用户或者特定范围的 IP 地址用户使用。首先要进入数字图书馆的网页，进行简单的个人信息注册，成功后，就可以在数字图书馆页面上选择喜欢的书籍进行在线阅读。目前很多的数字图书馆页面上甚至还设置有读者互动板块，包括积分激励机制和电子文档发表激励机制。会员通过参加读书活动、发表评论来获取积分，用系统积分兑换为虚拟货币以便购买图书。在数字图书馆的特定板块上发表原创的文章，也可获取积分。

对于手机和平板电脑不离手的移动一族来说，可以把数字图书馆的客户端应用程序免费下载到手机或平板电脑上。登录后，打开所购买的图书在线阅读，或是直接下载到移动终端储存起来，这样就可以在离线状态下随时随地打开阅读。点指间纵览上下五千年，品读文艺小品文。

老年人，对手机、电脑操作比较生疏，更谈不上在互联网中点击阅读。针对这一类读者，通过电视平台进行数字图书馆的访问和浏览最适合不过。通过和数字电视服务提供商联合，将数字图书馆常见服务嵌入数字电视栏目中，就可以在家中，手拿电视遥控器读书看报。在电脑屏幕上指尖大的字，在电视上可以放大到拳头那么大，喜欢阅读的老年人在看书、看杂志的时候甚至连老花镜都不用戴。

这样一来，就构成了数字图书馆的全时空的数字信息服务模式，打破了传统图书馆只能提供馆内服务和传统数字图书馆只能提供电脑网络服务的限制，可以充分发挥数字图书馆超越时空限制的优势。从人文角度来看，这样可以彰显社会的信息公平，人人在信息面前平等，享有自由获取信息的权利。我们知道，印度图书馆学之父阮冈纳赞，在 1931 年提出了被图书馆界一直以来尊为经典理论的图书馆学五定律：①书是为了被人应用而生；②每位读者均有其书；③每本书皆有其读者；④尽量节省每位读者的时间；⑤图书馆是一个不断生长的有机体。图书馆学五定律准确地把握了图书馆作为人类文明的产物与发展工具的载体特征，因此一直被图书馆界尊为经典理论。数字图书馆出现、发展和完善的过程，正是忠实践行图书馆学五定律的历程。

2.6.5 爱推才会赢

老槐在《e 家之言：图书馆学五定律之 2.0 版》中提出了图书馆五定律在 web 2.0 环境下的新理解。第一定律：图书馆提供参与、共享的人性化服务；第二定律：图书馆没有障碍，没有障碍的图书馆才有可能做到人人可方便地获得信息；第三定律：图书馆无处不在；第四定律：无缝的用户体验；第五定律：永远的 Beta 版，意思为应使图书馆信息资源与信息系统永远生长，不断完善。但我们知道网络信息形形色色，并不是每一位读者都能准确地找到自己想要得到的信息，因此最好的办法是所有信息都找到用户，准确地到达找寻该信息的用户手中。而最有效地保证“每本书有其读者”的手段之一就是推送服务。

推送服务（push）是相对于传统的拉取（pull）服务而言的。两者一个是主动，一个是被动。拉取服务是用户根据自己的需求主动地、目的明确地从信息源中检索、搜索所需信息，对图书馆而言，是一种被动服务方式。而推送服务则是一个借助一些高度专业化、智能化的网络专题服务系统，根据用户需求，甚至通过对用户使用习惯的智能分析，自动搜索用户最感兴趣的信息，定期传递至用户手中，是一种主动的服务方式。推送服务具有主动性、针对性、高效性和实时性等特点，体现了图书馆服务的人文关怀精神，也最大限度地为读者节省了时间。

实现个性化信息推送服务，最常见的方式是首先通过注册建立用户的个人资料库，也就是常见的“个人图书馆”，形成有效的电子身份证。其次是建立个性化服务系统，对用户所提供的信息进行分类整理，确定个性化标准，通过检索和过滤使得大量相关信息进入用户的信息库。最后是 push 服务器的推送，由用户决定接受信息的最佳时间和最佳方式，最终实现对单个用户信息需求的管理与推送。简单来讲，就是图书馆通过为用户提供友好的交互界面，使用户可以按照自己的个人信息资源需求来进行各种定制，通过智能检索和信息推送等功能，达到使用户高效连续获取有效信息的目的。

2.6.6 前景及展望

从古代文明时期与神庙伴生的图书馆到目前的数字图书馆，图书馆正经历着从知识保存机构到知识基础设施的演进。纵览图书馆的演变历史，图书馆所能够提供给读者的信息量越来越大、越来越多、越来越丰富，图书馆功能日益强大，随着图书馆国际化步伐的不断推进，未来的图书馆将携带庞大数字化信息，随时将以全息信息的形式，通过网络推送给每一位需要的读者手中。

在云计算时代，数字图书馆的发展遇到了新的契机。通过“云”技术整合馆际间的网络服务，使得国际间和国内的图书馆像一个巨型的网络服务器中心一样，为读者推送所需信息。云端图书馆本身扭转了传统图书馆的概念范围，而变成了一个试图用规模化文献信息资源来获得网络注意力和社会影响力的信息共享平台。可以预见的是，通过云计算的组织与匹配，图书馆服务可以将最专业的和最被需要的信息资源和服务推送到用户界面，最大程度地节约用户的时间，提高工作效率。在网络“多云”的状况下，数字图书馆 + 云计算的运行模式，将能够充分利用云计算处理海量信息的能力，建立基于云计算的大型虚拟图书馆，从而整合、优化信息资源，实现最大规模的图书馆资源与服务的整合，为读者对信息的最个性化需求提供坚实的基础保障。

医学的发展，离不开科技的进步，尤其是以云计算技术为代表的网络技术的进步。网络，自从它产生的那天开始，就注定了要深深地改变人类生活和行为的模式。现如今，网络已渗透到产业的各个领域，在社会生活的各个层面产生了深刻的影响。有了高流量的网络，包含海量信息的电子病历系统才能在医生轻触指尖的一瞬间，全面呈现患者的病史信息；有了高速的网络，远程医疗才能真正突破时空的限制，患者足不出户就可以接受千里之外医疗专家的诊治甚至手术；有了智能的网络，借助高敏度传感器和电子标签技术，健康物联网才能真正发挥作用，数字化医院才能真正地为患者提供高质量高效率的服务；有了云储存技术，医学数字图书馆才能将最专业的和最被需要的信息资源和服务及时提供给广大医学工作者。

科学像一盏明灯，照亮了整个人类社会。迅猛发展的科技，结合高尚的人文精神，终将促进现代医学的健康发展。随着具有高通量甚至是海量的信息处理云计算技术时代的到来，我们的医学将会插上科技的翅膀，再次腾飞，为患者提供最专业、最严谨、最优质、最高效的服务。

3 支撑的骨架——新材料技术

在人类发展的历史进程中，材料是人类生存和发展的物质基础，也是人类文明的标志。所谓巧妇难为无米之炊，有了材料，人们就可以用来制造工具，从事生产和生活活动。新材料所说的“新”是个相对的开放概念，表示那些新出现的或者正在发展中的升级版的材料，其具备传统材料所不具备的优异性能和特殊功能。

3.1 新材料技术概述

医学与新材料相互渗透，生物医学材料随之出现。生物医学材料（或叫生物材料）是和生物系统相互作用，用以诊断、治疗、修复或替换机体中的组织、器官或增进其功能的材料。生物医学材料是与人类生命和健康密切相关的，既发生一定的诊疗作用，同时不会使人体产生不良反应。

已有 30 年发展历史的纳米材料，由于其独特的电学、光学、磁学、力学等性能，与传统的生物学、药剂学和医学相互渗透，可为解决目前临床医学中面临的诸多难题提供新的思路和方法，纳米金靶向治疗技术、纳米磁性材料诊疗等技术的出现和发展，有望在疾病的早期诊断和治疗方面发挥重要作用。

组织工程材料的出现也在改变着我们的思维及治疗模式。针对缺损的器官组织，用患者自身的细胞在体外甚至体内培养，需要什么培养什么，实现按需人工定制组织和器官，有望解决移植器官短缺的难题，未来的“器官工厂”可能不再只是一个梦想。

药物缓释控释材料通过药物分子和载体材料的相互作用，赋予药物分子以

“智能”，使其能够根据特定的需要，定速、定时和精确地释放药物。智能化的药物分子有望解决病人服药次数过多的烦恼，精确的靶向定位释放系统不仅可提高药效，也可大大降低药物的毒副反应。

介入诊疗材料仅仅采用一些细小的材料，手术创伤较小，对病人身体水平要求低，效率较高，并发症少，使患者免受开肠破肚之苦，手术风险自然大大降低，是传统外科手术的有力竞争对手，也成为部分疾病治疗的首选。

整形美容材料的应用可改变先天或后天的缺陷，使越来越多的爱美人士实现了自己的梦想。隆鼻材料塑造和谐五官，隆胸材料塑造女性体态美，注射除皱材料实现返老还童的梦想，未来整形美容把我们变成百分之百的美人指日可待。

新材料技术的发展为药物靶向、再生医学、整形美容、疾病诊疗提供了新的支撑载体，未来更加安全、可靠的医学材料会不断涌现，这也为医学的发展展现出更加美好的应用前景。

3.2 微观世界的奇迹——纳米材料

3.2.1 纳米材料就在你我身边

大千世界，无奇不有。淤泥里一尘不染的荷叶，墙壁上如履平地的壁虎，水面上自由漫步的水黾及海洋中导航识途的海龟，这些动植物均具备人类没有的“特异功能”。那么它们的一身本领又是如何练成的呢？原来荷叶的表面，壁虎和水黾的脚掌以及海龟的头部均含有一类共同的物质——纳米材料，正是这些与生俱来的纳米材料成就了它们奇特的本领。目前，科学家通过对它们的模仿，已经开发了壁虎胶带、自清洁涂料、纳米黏合剂、纳米防水织物等多种高科技产品。

大自然中的纳米材料存在已久。其实人工制备纳米材料的实践，历史上也早已有之。墨是闻名中外的我国古代文房四宝之一，中国古代字画之所以历经千年而不褪色，是因为其主要原料由纳米级的炭黑构成，纳米级的炭黑是古人利用蜡烛燃烧生成的烟雾经冷却收集而成。我国古代制造的铜镜，虽经岁月的洗礼，仍然光亮如初，其秘密正是铜镜表面是由纳米级二氧化锡颗粒构成的防锈防腐层。

天然和人工制备的纳米材料在我们的身边早已存在。然而，限于当时的科技水平，人们仍无法对其进行系统的观察和研究。随后，尽管一些科学家对当时称为超微粒子的材料开展了一些研究工作，但真正把纳米这个概念引到材料上的是德国科学家格莱特教授。

格莱特长期从事晶体的研究。1980 年，在一次澳大利亚沙漠的旅行中，他突发奇想，既然晶体微粒的大小对材料性能会产生极大的影响，那么如果组成材料的晶体微粒小到几个纳米，材料的性能又会如何呢？这个想法令他无比兴奋，回国后即开展相关研究，经过近 4 年的努力，终于在 1984 年成功获得了纳米级的粉体，并发现由纳米粉体形成的块体材料呈现出了一些前所未有的独特性能，这便是公认的最早的人工制备的纳米材料。

经过三十余年的快速发展，时至今日，纳米材料已成为纳米科技所有分支中发展最为快速、最为成熟的一个研究领域，纳米材料由于具有小的空间尺度和大的比表面积，从而使纳米材料表现出有别于传统材料的一些独特的电学、光学、磁学、力学等性能。凭借这些独特的性能，纳米材料已经开始在国防科技、能源、环保、生物医药等领域展现出巨大的应用潜力。本章节中，我们将重点向大家介绍一些具有先进功能的纳米材料在临床疾病的早期诊断和治疗方面发挥的作用。

3.2.2 用于疾病诊疗的黄金—纳米金

提到黄金，大家首先想到的一定是首饰店里那些金灿灿的黄金饰品，其实这仅仅是黄金的用途之一。作为具有独特物理、化学性能的贵金属，黄金在电子工业、化学工业及宇航工业等均发挥着重要的作用。但如果说黄金能够用于疾病的诊疗，大家一定会提出质疑，黄金难道还能治病？事实确实如此，不过用于疾病诊疗的不是普通的黄金，而是纳米金。纳米金是科学家采用物理化学方法制备的纳米级的黄金，根据形貌可分为纳米颗粒、纳米棒、纳米球壳和纳米笼等多种形态。纳米金由于具有独特的理化性质，因此在疾病尤其是癌症的诊断和治疗方面，具有广阔的应用前景。

（1）纳米金造影剂：CT（Computed Tomography）检查，多数人并不陌生。

CT是基于人体的骨骼和组织对X射线的吸收与透过率不同的原理，利用检测器对通过人体的X射线进行收集和检测，随后采用数学方法结合计算机技术对数据进行处理，最终获得高质量图像的成像技术，目前CT已成为临床上疾病探测和诊断的一种强有力的手段。

大家可能会想，难道纳米金与CT检查有关系？原来，在临床上，一些疾病通过普通的CT检查（医学上称为平扫或非增强扫描）便可以得到明确的诊断，但有些疾病通过普通的CT检查后，可能仍然无法做出最终的正确诊断，这时医生会建议病人做进一步的CT增强扫描。增强扫描前，病人需要使用一种称作造影剂的物质，造影剂对X射线有强烈的吸收，当病人的血管中注入造影剂后，由于病变组织与正常组织内血流状态存在差异，病变组织的血管更丰富，因此病变组织内造影剂的浓度便会明显高于正常组织，反映在影像上便是病变组织的密度要明显高于正常组织，进而实现病变组织与其他组织的区分。

碘具有较高的X射线吸收系数，因此目前临床上使用的造影剂多为含碘化合物。然而这些含碘化合物具有成像时间短、毒副反应较大等一些缺点。尤其对碘有过敏史的病人，在碘造影剂的使用过程中，易导致病人过敏，严重时会对病人身体造成严重伤害，甚至危及生命。如媒体曾报道北京某患者在医院进行常规体检，在做增强CT注射碘造影剂时出现过敏，最终造成大脑缺氧成为植物人。

近年来，纳米科技与生物医学的交叉融合，基于纳米材料的造影剂开始出现，并展现了一些作为CT造影剂的独特优势，纳米金便是其中的一种。经研究表明，与碘相比，纳米金对X射线具有更高的吸收系数。此外，由于纳米级的尺度，它们能够在微米级的毛细血管中自由流动，因此组织中便会聚集更多的造影剂。与此同时，癌变组织的毛细血管通常情况下通透性会增强，纳米材料能够通过渗透作用更多地进入癌变组织的毛细血管。所以，理论上来讲，上述因素均可使造影的效果更加明显。

更重要的是，随着纳米粒子表面改性技术的成熟，我们可以在纳米金的表面根据实际需求进行表面修饰，比如通过表面改性实现纳米粒子表面亲水、疏水性能的改变；通过在粒子表面化学键合修饰一些特定的有机基团，而这些有机基团能够与我们拟检测的目标组织或分子进行特异性结合，进而可以在拟测定目标处沉积更多的造影剂，并停留更长的时间，因此理论上可以实现更好的造影效果。

（2）纳米金光热治疗：纳米金除了用于疾病的检测和诊断外，还可直接用于癌症的治疗。以纳米金作为攻击癌症的武器，科学家已经在实验室开发了近红外光热治疗癌症的新技术。那么小小的纳米金是如何消灭肿瘤细胞呢？

研究表明，经过一定时间的加热，癌细胞在 43 ℃左右便会死亡，而周围的正常组织并不会受到损害，这正是热疗的理论基础。近红外光对人体组织有很好的穿透能力（约 10 cm），而纳米金能够高效地吸收近红外光并转化为热能，因此只要将纳米金输送到病变组织内部，然后通过外部近红外光的照射，使纳米金持续稳定的释放热量，便可安全地将癌细胞杀死。

科学家的脚步并没有停止，最近研究者在实验室开发了一种集光热疗、药物治疗及靶向于一身的多功能纳米材料。此纳米粒子为中空纳米球，球壳由内外两层构成，内层为二氧化硅，外层为纳米金。球的中空部分可以携带用于癌症治疗的药物分子，纳米球的表面包覆了一些特殊分子，这些特殊的分子可以与目标癌症细胞上的一些化学分子进行特异性结合，医学上称为靶向性。当这些纳米粒子进入血管后，它便会像一枚巡航导弹，自动寻找肿瘤组织，并在肿瘤部位聚集。通过外部近红外光的照射，便可使纳米粒子升温，同时释放抗肿瘤药物，实现光热和药物对癌症的双重治疗。

3.2.3 疾病诊疗的多面手——磁性纳米材料

提起磁性材料，大家并不陌生，它们的身影遍及军事、工业等各个领域，日常生活中更是随处可见，各种银行信用卡、磁卡、磁带、计算机硬盘及各种家用电器均是它们的用武之地。

磁性纳米材料由于纳米级的尺度，因此表现出了有别于常规磁性材料的一些独特性能。它不仅具有粒径小、比表面积大等纳米材料所特有的性质，而且具有磁响应性及超顺磁性等独特磁学性能。正是这些得天独厚的优势，使磁性纳米材料除了在传统行业的应用之外，在磁共振成像、肿瘤磁热疗、药物磁导向等医药领域也开始大显身手。

（1）磁共振成像造影剂：磁共振成像（magnetic resonance imaging，MRI）是

基于物理学中核磁共振原理而开发的一种成像技术，它是继 CT 之后医学影像学的又一重大进步，目前已成为临床医学影像学检查中非常重要的检测手段，尤其对癌症的早期诊断。

然而，任何检测手段都有其局限性，随着应用的不断深入，人们发现，许多病变组织与正常组织磁共振的各种参数很难加以区分，即在图像上无法正确分辨正常组织和病变组织，尤其是较小的病变组织，给临床的精确诊断带来诸多困难。

为了克服上述困难，科学家们开发了一种特殊的物质——磁共振成像造影剂。它能够显著提高正常组织与病变组织的成像对比度，不仅有助于实现人体不同组织的区分，对肿瘤的早期发现，尤其是较小病变组织的发现具有显著的效果。鉴于造影剂的特殊功效，为了提高诊断的准确度，超过30% ~40% 的临床诊断会使用造影剂。但这些造影剂均存在一些不足之处，如在体内循环时间较短，作为重金属的钆离子具有一定的生物毒性等。

科学家经过长期的研究发现，磁性纳米材料不仅能够显著增强磁共振成像的对比度，而且可通过粒径的控制或者对纳米粒子表面进行修饰实现对特定组织的靶向性。同时，研究表明纳米粒子在体内具有较长的循环时间，可提高磁共振成像的时间。所有这些优点使磁性纳米材料成为磁共振成像造影剂的最佳选择之一。

最近，多功能造影剂开始受到研究者的关注。如为了整合荧光成像和核磁共振成像技术的优点，研究者制备了具有核壳结构的纳米材料造影剂，该材料的核层为具有超顺磁性的 Fe_3O_4，外层为具有上转换发光性能的 $NaLuF_4$：Yb，Er/Tm，这种材料除了能够用于核磁共振的成像造影剂，同时具有优良的发光性能，可实现上转换荧光成像。多种成像技术的结合有望显著增加检测的准确度。

（2）磁性纳米材料与癌症的磁热疗：在前面章节，我们给大家讲述了纳米金利用光热作用进行癌症治疗的基本原理。那么磁性纳米材料又是如何实现癌症的治疗呢？

研究表明，磁性纳米材料在外界交变磁场的作用下会产生热量。利用上述现象，科学家开发了磁性纳米材料的磁热疗技术。首先，通过一些手段将磁性纳米材料运输到癌变组织，然后通过在外部交变磁场的作用下，纳米材料均匀地向周围癌变组织释放能量，肿瘤组织局部的温度便会升高，通过控制外部交变磁场便可杀灭肿瘤细胞，实现癌症治疗的目的。

目前研究者已经开发了更为高效安全的磁热疗材料。如通过在磁性纳米粒子表面修饰一些靶向分子，具有靶向分子的纳米粒子进入人体后便会与癌变组织特异性结合，从而提高纳米粒子在癌变组织中的浓度，最大程度减少治疗过程中对正常组织的损害。

3.2.4 前景和展望

上述给大家阐述的仅仅是纳米材料在生物医学领域中应用的部分例子，还有许多应用我们无法一一讲述。如纳米材料在荧光成像中的应用，在医用材料中的应用，在药物载体方面的应用，在组织工程材料方面的应用等。然而，我们不得不注意一个事实，尽管纳米材料在医学、医药领域展现了巨大的应用前景，但多数技术仍停留在实验阶段。此外，科学家虽然对纳米材料的生物安全性及对周围自然环境的影响开展了一些研究，但我们对纳米材料的认识仍然甚少。但我们相信，随着科学工作者的努力，在不远的将来，这些技术方法最终会逐渐成熟，并应用到临床上，为疾病的治疗提供更安全、更有效的手段。

3.3 人工定制的组织——组织工程材料

3.3.1 难以抑制的伤

疾病，这个人类不太喜欢的对手，总是伴随在我们左右，并偶尔暴发以宣示其存在。感冒之类的小恙在现代医学的围剿下已经不值一提，但要宣布人类的完胜，似乎还有点为时过早，不甘失败的对手改变战略，以一种我们难以回避的方式继续肆虐。

譬如，随着生活水平的提高，脂肪摄入越来越多，运动越来越少，生活习惯的改变使脂肪肝、糖尿病等富贵病频发，由此带来的器官损伤问题日趋严重；再如，随着交通事业的发展，生活节奏的加快，随之而来的事故伤害同样不可避免。

2010 年 10 月 22 日下午，台湾著名艺人 Selina（任家萱）和俞灏明，在上海拍摄一场爆破戏时被严重烧伤，烧伤组织需要修复，两人康复治疗过程均在半年以上；2012 年 5 月 8 日，黑龙江省佳木斯市第十九中学的语文教师张丽莉，在失控的汽车冲向学生时，她一把推开了两个学生，而自己却被车轮碾压，造成全身多处骨折，多处受伤组织需要修复。这些事例触目惊心。据统计，美国每年需要进行 800 万次手术，修复损伤的组织或器官，年耗资超过 400 亿美元，我国创伤住院年增长率达 7.2%，高居住院人数第 2 位。

一方面，由疾病和事故引起的组织、器官损伤及功能障碍是人类健康的大敌，是导致人类死亡的主要原因。另一方面，人们对治疗和疾病的要求越来越高，医生不仅要治愈受伤的组织和器官，还要使其恢复得美观，并保持原有的功能。

如何修复受伤的组织或器官？换掉就可以了，维修店里的场景也适用于损伤的器官，我们称之为器官移植，前面已经讲过。这是目前非常有效的治疗方法，尽管可能存在机体对外来器官的排斥作用，每年仍有大量的病人排队登记接受器官移植，巨大的需求使得器官供体来源十分有限。数据显示，我国每年有 100 万人需要进行肾脏移植，其中仅有大约 1% 的患者能够获得器官移植的机会。资源的短缺使一些人在漫长的等待中绝望离世。

还有一种方法，那就是自体移植。以相同的组织修复组织缺损，拆东墙补西墙。如上唇损伤，可以从完整的下唇选择组织进行修复。显然，这种方法顾此失彼，其破坏性的治疗方式不仅会造成正常组织的损伤，如果遇到大面积组织损伤，往往也束手无策。

上述种种局限，使得人们开始思考：能否像工厂生产零部件一样，根据病人的组织器官缺损情况，需要什么培养什么，需要多少培养多少，实现人体组织和器官的人工培育和定制。

提出问题比解决问题更重要，沿着人工定制组织和器官的思路，经过几代研究者的共同努力，不断尝试和完善，一门崭新的叫作组织工程的自然科学分支学科出现，并快速发展起来。

3.3.2 兰格的逆袭

说到组织工程，就不得不提罗伯特·兰格（图3－1）这位充满传奇色彩的人。1948年8月出生于美国纽约州奥尔巴尼的兰格，在很小的时候就对化学和生物感兴趣，他高中时成绩最好的科目是科学和数学。1970年兰格在康奈尔大学求学，本科专业是化学工程，并于1974年顺利获得麻省理工学院（MIT）的化学工程博士学位。在当时，化学工程是一个为石油行业培养人才的专业，兰格的大部分同学毕业后都去了当时十分红火的炼油企业，但这并不是兰格的理想。

兰格立志从事生物医学研究，治病救人，这在当时有些离经叛道，但他坚持自己内心的想法，向医院和医学院的多个职位发了申请，无奈天不遂人愿，结果都石沉大海。千里马虽好，尚需伯乐识。哈佛医学院和波士顿儿童医院的犹大·福克曼是一名杰出的医学科学家，其最突出的成就是提出了肿瘤血管新生学说，即肿瘤的生长依赖于新生血管。福克曼以不拘泥于传统而著称，他慧眼识珠，招收兰格为博士后从事生物聚合物研究。事后证明，正是福克曼的引导使得兰格成为组织工程领域的先驱人物。

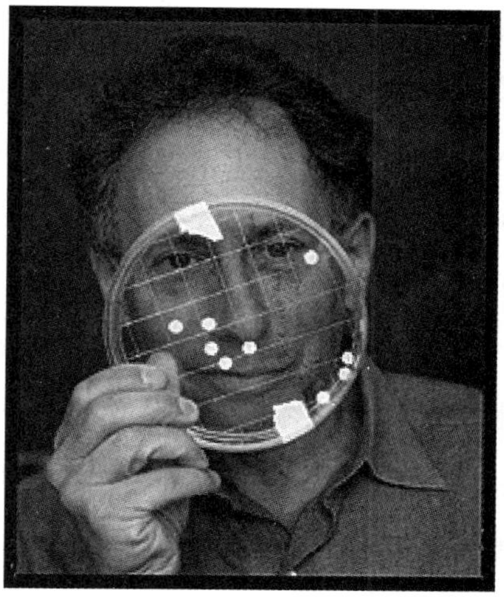

图3－1 罗伯特·兰格

由于从事的生物聚合物研究在当时认可度不高，身为博士后的兰格依旧四处碰壁，最终艰难地在麻省理工学院谋得了一个教职，建立了自己的实验室。他敏锐地注意到合成材料在医学中的重要性，从而开始了生物材料的研究。

其实在兰格之前，为了寻求受伤组织和器官的替代品，人们也做了很多尝试工作。1977年，皮茨堡大学的格林将分离培养的软骨细胞与脱钙的骨支架联合培养，以复制软骨用于关节修复，这是组织工程的早期尝试。

1989年，大阪大学医学院的研究者将分离的软骨细胞，分散在胶原蛋白溶液中，随后将含有胶原蛋白的软骨细胞移植到软骨缺损的兔中，24周后，受损的兔关节充满了软骨组织，经证实这些软骨组织来自于移植的细胞，实验获得成功。

20 世纪 80 年代中期，兰格与马萨诸塞州儿童总医院的约瑟夫·瓦坎蒂合作，在前人的基础上，结合医学背景与工程材料知识，尝试研发能够修复人体病变组织和器官的部件，通过细胞培养的方法，得到与天然组织具有相似结构的体外培养物。

他们在软骨细胞的培养中，加入合成的高聚物分子充当细胞生长的支架。这些精心筛选合成的高聚物分子具有可调控的理化性质，可构建成不同结构的细胞生长支架，使细胞心安理得地在这些支架上安营扎寨，生长繁殖。待生长出真正的组织后，完成任务的支架材料就功成身退，分解消失，仿佛没有存在过一样。

1988 年，兰格和瓦坎蒂合作，发表了第一篇在可降解聚合物进行细胞培养的文章，并宣称这一种基于细胞的移植方法尽管有些匪夷所思，但有助于替代当前的方法并值得进一步研究。

1993 年，二人又在著名的《科学》上发表关于组织工程的综述文章，由于《科学》杂志在圈内的强大影响力，这篇定义了组织工程的文章，奠定了生物材料在组织工程中的关键地位，也使得兰格和瓦坎蒂被公认为组织工程的创始人，兰格甚至被称为组织工程之父。时至今日，组织工程研究仍然因循这样的思路，在可降解的生物支架材料上培养活细胞，构建生物替代物，然后将其移植到组织病损部位，以达到组织修复和治疗目的。

至此，兰格成功实现了由科研小卒向科学巨人的转变，荣誉接踵而至。兰格是美国少有的工程院、科学院和医学研究院“三院院士”，也是美国历史上最年轻的院士。至今，在麻省理工学院化工学院兰格教授的主页上，仍自豪地写着：“兰格博士发表了1 175篇文章，在世界范围内拥有约 800 项专利，他的专利已经授权给 250 家医药、化工、生物技术和医疗器械公司。他是历史上被引用次数最多的工程师。”兰格是一名获奖专业户，迄今一共获得 210 项大奖，也被称为“历史上最高产的医药发明家”之一。福布斯杂志评选兰格为世界上生物技术领域最有影响力的 25 个名人之一。

与兰格相比，约瑟夫·瓦坎蒂显得低调得多，其个人主页上仅有简单的几段介绍，很难想象这就是组织工程的先驱。1996 年，在瓦坎蒂实验室，研究人员将聚合物材料做成三岁儿童的耳朵形状，把这一人耳支架当作细胞生长的家园，再将牛软骨细胞种植在该支架上进行培养，待体外培养的“耳朵”长好后，在无毛裸鼠后背上割开一个口子，将“耳朵”移植到鼠背上。由于裸鼠无胸腺，缺乏免疫反应，这个异种异体的人工“耳朵”在鼠背上成功存活。

国内组织工程的学科带头人之一曹谊林教授，在瓦坎蒂的实验室从事组织工程研究工作，人耳鼠的移植手术主要是由曹谊林完成。人耳鼠名扬天下，曹谊林本人也名噪一时。人耳鼠被誉为组织工程研究的一个新的里程碑，标志着组织工程技术不再是简单的小修小补，而可以形成具有复杂结构的软骨组织，人们因此看到了组织工程向临床应用的曙光。

3.3.3　初显神效

故事还要从 2004 年的阿富汗战场说起，当时年仅 19 岁的前美国海军陆战队士兵柯波拉·伊萨亚斯·埃尔南德斯与战友一起，正在为长途车队装备娱乐系统，突然“轰”的一声巨响，他们遭遇到了炸弹袭击。事实是残酷的。这次袭击夺取了同伴的性命，幸运的埃尔南德斯捡回了一条命，但无情的子弹碎片夺去了其腿部将近七成的肌肉，受伤的右腿只剩下骨头。等待他的，注定是漫长的治疗和恢复。

医生详细查看病情之后，告诉埃尔南德斯，如果截去右腿并安装假肢，他将获得更好的生活质量，倔强的埃尔南德斯没有同意。坚持自己的想法往往意味着要付出更多的代价，痛苦就是其中之一。在医生将其大腿上的空洞用后背的肌肉缝合之后，积极的埃尔南德斯开始了漫长的腿部功能恢复之路，物理治疗、训练，满怀希望的他忍受着极大痛苦。令人沮丧的是，长达三年的治疗之后，失灵的右腿依然不听使唤，持续的疼痛使得埃尔南德斯近乎绝望。截肢还是继续，埃尔南德斯动摇了。

天无绝人之路，事情的转机往往出现在刹那之间。几欲放弃的埃尔南德斯看到了探索频道的一个纪录片，记述了一个退伍军人指尖被切断后神奇恢复的故事，秘方就是一种神奇的材料。带着对截肢的反感和站起来的强烈愿望，在医生的建议下，犹如抓住救命稻草的埃尔南德斯做了一个疯狂的决定，做第一个吃螃蟹的人，接受一种全新的治疗方案。

2008 年 2 月，医生先对埃尔南德斯实施系统物理治疗，确保腿部新的肌肉细胞处于生长极限。然后，医生切开伤腿的空洞处，插入一片纸片一样薄的材料，这种材料称为细胞基质，是占据细胞之间空间的纤维状物质，来自于猪膀胱。这些细胞基质含有丰富的蛋白质，可以唤醒机体潜伏的组织再生能力。

手术后，辅助几个月的系统物理治疗，奇迹发生了！数载的坚持终于得到了回报，久违的肌肉重新开始生长了，埃尔南德斯的肌肉力量较手术前恢复了 30%，然后恢复到 40%，半年后达到 80%。他可以正常地站立、骑车和上下楼梯了，一切犹如梦境一样。随着媒体的报道和感叹，我们不禁要问，组织工程，为何能如此神奇？

3.3.4 神秘的背后

这个世界上，尤其是在医学界，从来没有无缘无故的奇迹，你眼中的神奇不过是前人辛苦努力下的水到渠成而已。现在我们知道，严重受伤的埃尔南德斯的神奇恢复就是组织工程研究下的必然。而要成功地在体外完成组织器官人工种植培育过程，种子、支架材料和生长因子三个因素缺一不可。

首先要选用合适的细胞，细胞种子是基础。为了避免后续植入阶段机体免疫系统的排斥，一般使用病人自身的组织细胞。但这些细胞来源有限，试想一下，当一个烧伤的急救病人急需植皮手术时，你采用现场采集细胞现场培养的方式肯定是不现实的。具有体外无限制增殖特性的干细胞一经出现，立即成为再生医学领域的明星。相信不久的将来，会有可以大量提供各种细胞的“细胞银行”出现。

原本细胞在机体这一复杂系统下无忧无虑的生长，突然我们把其从体内拿出来单独培养，势必要在体外建造一个适合细胞生长的合适的家。这个新家要尽可能接近原本细胞的家，以免细胞因环境不适而停止生长甚至死亡。这个家通常使用支架来构建，但不是任意材料都能做支架。实际上，支架的选择和完美设计是组织工程成败的关键。

首先，支架要有一定的可塑性，可以塑造成替代组织或器官的形状，并具备一定的强度；其次，支架内部要有多孔结构，便于细胞及其营养成分自由流动；再者，支架材料要求无毒，并可在体内降解。天然的胶原蛋白、多糖、明胶，人工合成的聚合物等都是潜在的支架材料。

可以想象的是，将天然组织的细胞清除后，剩余的纤维网格无疑是最理想的支架。2008 年，美国明尼苏达大学的研究人员，以大鼠心脏为对象，除去心脏上的细胞，在得到的纤维支架上培养心肌细胞和内皮细胞，生成心肌纤维和血管结构，最终竟得到一个跳动的心脏。

有了种子细胞，有了合适的支架材料当作土壤，是否就一切具备了呢？事情没有那么简单，组织工程研究者务必要使细胞的生长在可控制的范围内，通过施肥——添加适量的生长因子调控细胞生长、增殖和分化。这些生长因子也各有分工，一部分促进细胞在支架上安家，一部分促进细胞生长，一部分促进细胞分化成所需的组织器官。当然，为了真实模拟人体内细胞所处的应激环境，还经常需要施加特定的机械信号和物理信号。这些信号和生长因子一起，控制细胞向我们想要的方向生长。

一个成功的结果必定是多个成功过程的组合，每一个看似简单的环节背后都凝聚着科学工作者大量的智慧和汗水。有了种子、土壤和相关肥料的准备，人工培育组织器官的基本条件已经具备。随后，人们的研究就集中在过程的完善和美化，寻求新的支架材料，需求新的细胞，并结合生长因子调控细胞的增殖和分化，构建具有良好功能的组织材料。

2006 年 4 月，世界知名医学杂志《柳叶刀》报告了第一项关于组织工程膀胱人类临床试验结果。这项工作由美国维克·福里斯特大学再生医学研究所的阿塔拉研究小组完成，7 例膀胱功能异常患者年龄为 4 ~ 19 岁，在植入自身细胞来源的培育膀胱后，经过最长超过 5 年、最短也近 2 年的随访，病人膀胱功能得到持续改善。这是首次在体外培育出完整的人体器官并得到实际应用的报道。“阿塔拉的研究成果，展示了组织工程技术良好的发展前景，说明在体外培育复杂的人体器官不是不可能的。”我国组织工程研究专家曹谊林在接受《中国新闻周刊》采访时如此评价。

2008 年，人工培养的会跳动的心脏诞生；2010 年，人工培养的肺样组织、肝样组织出现，移植入动物体内后可部分替代受损组织功能；2011 年，全球首例自体干细胞人造气管移植手术实施成功，受益者是一名 36 岁的非洲学生。组织工程，这一新兴领域不断给我们带来惊喜，并使我们对未来充满期待。

3.3.5 货架上的商品

技术的进步必将推动产业的飞速发展，嗅觉灵敏的资本家也意识到了组织工程产业的无限商机，资本的涌入也推动了产业的飞速发展。据统计，截至 2010 年，全球共有 700 家与组织工程有关的企业。2007 年就有 50 个组织工程产品在市场上销售，销售额已经达到 11 亿美元，2008 年组织工程产品销售已增长到 15 亿美元。

人工皮肤是第一个用组织工程技术制作成功并用于临床的器官。1997 年 3 月，素有国际医疗审核黄金标准美誉的权威机构美国食品和药物管理局，批准第一个组织工程产品人工皮肤上市。这种用于烧伤皮肤治疗的产品是由新生儿包皮分离的成纤维细胞培植而成，随后将细胞冻结使其失去活力。实际上，这类无活体细胞的组织工程产品仍然是目前市场上的主流，占据了近 80% 的市场份额。

随后美国 FDA 一共批准 5 个组织工程皮肤产品，2007 年我国批准“安体肤”组织工程产品上市。这是我国组织工程领域的第一个产品，也是由新生儿包皮组织中细胞培育而成，主要用于烧伤组织修复。这种含有活体细胞的细胞移植物现在市场份额不大，但其未来发展潜力巨大。

骨组织修复产品也是市场上的宠儿。1997 年，组织工程软骨（Carticel）产品得到美国 FDA 批准。该产品是以病人自身的软骨组织细胞体外培养后，植入患者损伤关节体内进行修复治疗。这种含有病人软骨细胞和生长因子的细胞悬浮液，临床试验显示可显著改善患者症状，最长可维持效果达 10 年。优良的性能带来了巨大的收益，2007 年，其全球销售额已达 9 000 万美元。

内皮细胞产品（Vascugel）是由病人内皮细胞培养而成的血管补片，可覆盖在受损血管表面发挥修复作用，目前处于临床试验阶段。如能成功，必将在全球近 15 亿美元的巨大市场中占据一席之地。

总的来说，目前市场上的产品主要以结构类产品如皮肤和骨骼为主，这类简单的人造组织已经应用于疾病治疗。市场更为巨大的血管替代物、心脏瓣膜产品、角膜替代品、人造器官产品等仍处于研发阶段。可以预见的是，如果这些产品研发进展顺利，势必掀起新一轮的产业革命。

3.3.6 前景及展望

尽管过去的二十年间，组织工程的发展取得了坚实的进步，并显示了光明的前景。有人甚至乐观地推测，到 2020 年，95% 的移植细胞、组织和器官将由组织工程产生，届时按照自己的需要预定相应的器官将不再是梦想。

但不可否认的是，人体组织和器官是一个非常复杂的系统，我们对其认识还极其有限，很多研究仍处于实验室研究阶段。重重困难和挑战依然贯穿整个组织工程研究的全阶段：如何选择优良种子细胞，如何合成理想的支架材料，如何模拟体内的生长环境调控体外细胞行为，以及新合成组织的保存、移植等问题都亟待解决。

此外，更大的困难来自于人类自己。来源于异种动物甚至是人胚胎干细胞的种子细胞，可能会引发人们对这项技术的恐惧：全部换成人工器官的我还是原来的我吗？这种担心不是多余的。但工具本身就是客观存在的，你用或者不用，它就在那里，无所谓好和坏。菜刀可以杀人，也可以用来切菜，关键在于如何使用。我们不能因为可能的风险而驻足不前，在可控的范围内研发新技术是社会进步的动力。要相信我们的后代，他们会有足够的智慧，能够从容地处理组织工程技术带来的伦理及相关问题。

通往未来的道路永远都不是一帆风顺的。从现实到梦想，我们注定还有一段曲折的路要走。路途上的障碍终将成为我们前进的基石。相信在我们的努力下，梦想成真的时刻，我们不会等得太久。

3.4 智能化的药物分子——药物载体材料

3.4.1 吃药的烦恼

吃五谷杂粮，免不了生病，生病就要吃药，这看似简单的一件事情，其实大有文章。药物在治疗疾病的同时，也会给病人带来诸多烦恼。

第一件烦恼便是服药次数频繁。当我们看完医生，按照医生给我们开的处方，从医院的药房将五颜六色、种类繁多的药物带回家中时，我们需要做的第一件事情，也是非常重要的事情，便是仔细研究医生所建议的各种药品的用药量，诸如一天几次，一次几片之类。对于普通药物，通常情况下，每天的用药次数均要求在三次以上，甚至更多，由于用药次数偏多，病人很难按时服药，这就会导致药物的疗效不佳，延缓病人的康复时间，甚至错过疾病的最佳治疗时机。即使能够按时服药，也会将吃药变成一种心理负担。对于常年需要用药的病人更是如此。大家可能会问，我们为什么不能增加每次用药的剂量，而减少用药的次数呢？从下面的内容中，大家将会找到答案。

我们再来说说这吃药的第二件烦恼——药物的毒副反应。古人云“是药三分毒”，这里的“毒”指的便是药物的毒副反应。药物是一把双刃剑，除了为病人祛除疾病之外，伴随而来的还有药物给病人身体所带来的或多或少的不适和损伤。已知药物的种类繁多，物理化学性能各不相同，有些药物可能会对病人的食道和胃黏膜造成强烈的刺激，甚至造成灼伤；而另一些药物遇到唾液或胃酸可能会发生分解，失去药物原有的活性；而多数药物不存在上述问题，但通过口服等方式进入人体后，药物便会随着病人血液的流动遍布身体的多数组织和器官，而真正到达病变组织的药物却非常有限。

科学研究表明，要实现对疾病的有效治疗而又不产生强烈的毒副反应，病人血液中的药物浓度（专业术语称为血药浓度）必须介于最低有效浓度与中毒极限浓度之间，低于最低有效浓度，药物将无法发挥其应有的疗效，而高于中毒极限浓度，对病变组织可能会起到疗效，但同时对病人的正常组织和器官会造成严重的损伤，并可能引起新的疾病，得不偿失。

对传统药物而言，由于药物在服药初期的快速释放，导致病人的血药浓度在服药的初期和后期存在较大的波动，难以将病人的血药浓度控制在安全范围之内。因此，临床上往往采用一日数次、定时服药的方法来控制病人血药浓度，虽然起到了一定的作用，但血药浓度仍然波动较大。

如果日常服用的普通药物所引起的头痛、头晕、胃肠道反应、肌肉乏力等毒副反应不能引起人们注意的话，那么癌症化疗给病人身体所带来的强烈毒副反应，则严重影响到病人的生活质量，甚至危及病人的生命。

既然传统药物存在上述诸多的弊端，那么我们能否通过一些途径来去除或减小上述药物的负面作用，充分发挥其积极作用，让药物更好地服务于病人，减少病人的痛苦呢？

3.4.2 胶囊和包衣里的秘密

在上一章节吃药的烦恼里，我们了解到传统的用药方式不仅用药次数频繁，给病人带来诸多不便，而且由于血药浓度在用药初期和后期波动较大，不仅影响药物的疗效，还可能对病人带来一定的不良反应。其实，早在20世纪70年代，科学家便发现了上述问题并提出了解决的思路，它便是今天的药物缓释控释系统，可细分为药物缓释系统和药物控释系统两类。

药物的缓释控释系统是20世纪70年代发展起来的多学科交叉的研究领域，与传统给药方式相比，运用药物的缓释控释系统不仅可以延长药物在病变位置的停留时间，减少病人的给药次数；而且可以更好地控制药量，提高药物的利用度，减少药物的毒副反应。近年来，随着各学科的高速发展，各种新工艺、新设备和新材料的不断涌现，经过化学、药学、材料学及生物学等领域无数科研工作者的共同努力，时至今日，药物缓释控释系统已经形成了可以实现药物的定速、定时和定位释放的缓释控释系统。一些技术已经在我们日常服用的药物中得以应用，如日常用药中常遇到的缓释胶囊、控释胶囊、缓释片等。

缓释控释系统之所以能够实现药物的智能释放，其关键正是包覆在药物外面的胶囊和包衣，它们的专业术语称为药物载体材料。壳聚糖、胶原和白蛋白等天然高分子材料及可生物降解的合成高分子材料均是良好的药物载体材料。部分无机纳米材料也逐步应用到药物控释系统，并展示了良好的效果。这些药物载体材料本身并不具备治疗疾病的活性成分，但它们却是药物缓释控释系统的灵魂，正是药物小分子与药物载体材料通过物理或化学方法的结合，在体内通过溶解、扩散及渗透等方式，才得以使药物分子实现定速、定时和定位的精确释放，最终得以使药效充分的发挥。

90 年代初，康泰克凭借一句耳熟能详的广告词“早一粒晚一粒，远离感冒困扰”，以 12 小时用药一次的长效优势从当时普遍 6 小时用药一次的感冒药中脱颖而出，奠定了品牌地位。康泰克胶囊正是采用了药物的缓释系统，成功实现了药物的智能释放，达到了药物的长期稳定疗效。下面我们就以康泰克胶囊为例来了解一下缓释系统的工作原理。

原来，在康泰克胶囊的生产过程中，首先要将药物通过一定的工艺制备成细小的颗粒，然后这些颗粒将会被工作人员分成数个小组，除了其中一组的颗粒不做任何处理外，其他小组的颗粒将会被包上不同厚度的包衣，然后根据要求从各个小组分别取出一部分颗粒进行混合，最后将混合的颗粒封装入胶囊，此时完整的胶囊便制备好了。病人用药后，胶囊在病人的胃部会发生分解并释放出颗粒，没有包衣的颗粒作为第一梯队，便会首先开始释放药物，药物随着病人的血液到达病变部位开始进行治疗，当第一梯队颗粒的药物释放到一定程度时，包衣较薄的颗粒便会作为第二梯队进行工作，以此类推，随着时间的推移，不同的梯队便会依次上场，使病人的血药浓度始终保持在一个最佳浓度，而不至于大起大落，最终实现药物的最佳疗效及最小的毒副反应，并减少了用药的次数。

当然，日常生活中，我们碰到的缓释药物还有很多，如对乙酰氨基酚缓释片、茶碱缓释片、克拉霉素缓释片、非洛地平缓释片、头孢氨苄缓释片、双氯芬酸钠缓释片、布洛芬缓释胶囊等，它们的缓释机制可能有所差异，但其最终目的都是为了实现药物的缓慢释放，减少药物的用药次数，实现药物最佳的疗效，这里就不再逐一详述。

我们对药物的缓释系统已经有了一定的了解，下面我们继续来了解控释系统。与缓释系统相比，控释系统除了控制药物缓慢释放之外，还可以使药物的释放速度保持恒速或接近恒速。此类药物在我们的日常用药中也很常见，如硝苯地平控释片、氯化钾控释片、格列吡嗪控释片、卡左双多巴控释片等。下面我们以硝苯地平控释片为例说明控释系统的工作原理。首先，工作人员要将药物制成一定形状的药芯，随后在药芯的外层均匀包覆一层半透膜，然后采用激光技术在半透膜的表层打一些小孔，当药物进入病人体内与体液接触时，身体组织内的水分便会通过半透膜进入药物内部，并将药物溶解。当药物内部的渗透压高于药物外部时，内部的药物便会通过药物表面的小孔持续不断地均匀外流，实现向病变组织的不断供药。

通过上述我们对缓释控释系统工作原理的阐述，我们了解到正是药物外面包覆的胶囊或包衣等药物载体材料实现了药物的智能释放，因此我们在服用缓释药物和控释药物时，一定不能破坏药物外部的胶囊和包衣，如果破坏将会导致药物缓释和控释功能的丧失，导致病人单次过量用药，严重时会引起药物中毒，给身体造成不必要的损害。

3.4.3 锁定病变目标的药物

通过前面相关内容的学习，我们已经知道药物进入病人身体后，会随着血液遍布身体的多数组织和器官，而多数药物都具有一定的毒副反应，这就会造成治疗疾病的同时，对身体的正常组织造成损伤，化疗药物面临的问题尤为突出。那么能否采用一些手段使药物进入身体后，只进入病变组织或更多地停留在病变组织，而减少正常组织中的分布呢？其实，早在100多年前，便有研究者对此问题进行过思考，他便是保尔·埃尔利希。

1954年保尔·埃尔利希出生于德国西里西亚的一个犹太家庭。1878年毕业于莱比锡大学，获医学博士学位，随后任职于柏林大学医学院附属医院，并从事染料和组织染色的研究。1882年，埃尔利希发明了著名的“抗酸”染色法，经过后人的不断改进，该方法一直沿用至今。1890年，他开始从事免疫学方面的研究，在工作期间，成功实现了抗毒素血清的纯化，使抗毒素血清的治疗取得了极大成功，并于1901年成为首届诺贝尔医学奖的候选人，但最终与诺贝尔奖失之交臂。该来的总会来，1908年，凭借体液免疫的“侧链”学说，埃尔利希与俄罗斯人梅契尼科夫分享了当年的诺贝尔生理学或医学奖。埃尔利希不仅在组织染色和免疫学方面做出了杰出贡献，在化学治疗方面取得的成绩同样受到世人瞩目，其中用于治疗梅毒的特效药“606”的研发过程更被世人传为美谈。

19世纪，人们逐渐开始认识到许多疾病都是由细菌引起的，并陆续发现了各种致病细菌，但限于当时的医药水平，人们对这些致病菌束手无策，感染病菌的病人身心遭受着极大的痛苦。埃尔利希曾从事组织染色的工作，并发现一些染料能够特异地附着在病原体上染色，而不会附着在正常细胞上。于是设想，那么能否从染料中开发一种药物，它能够选择性地附着在病原体上并杀死致病菌，对人体又不会产生伤害，那么由致病菌引起的疾病将有望得到根治。埃尔利希形象地将这种药物称为魔弹（magic bullets）。这种被埃尔利希称为魔弹的药物正是如今靶向给药系统的思想起源，他也因此被公认为靶向给药思想的发起人。

虽然埃尔利希早在100多年前便有了靶向给药的初步设想，然而受限于当时的科技水平，人类还无法从分子水平、细胞水平了解、认识疾病的作用机制，此外靶向给药系统所需载体材料的制备及相关加工技术并不具备，因此靶向给药系统并未得到发展和完善。随着分子生物学、细胞生物学及材料科学的快速发展及交互融合，为靶向给药的研究开发提供了丰厚的土壤，近些年靶向给药系统的研究开发取得了快速发展，目前靶向给药系统已经形成了被动靶向、主动靶向和物理化学靶向等多个分支。

那么，靶向给药系统是如何实现靶向功能呢？下面我们将分别对被动靶向、主动靶向和物理化学靶向的工作原理进行逐一介绍。

（1）被动靶向给药系统又称为自然靶向给药系统。当载药微粒进入人体后，载药微粒会吸附人体血液中称为调理素的一种物质，随后吸附有调理素的微粒易于黏附在巨噬细胞表面，系统中的巨噬细胞便会将其作为外界异物而吞噬，而载药微粒粒径的大小决定着微粒能更多地到达身体的何种器官。粒径大于7 μm的微粒由于不能通过肺的最小毛细胞床，因此被截留，从而被肺部组织的单核细胞摄取进入肺组织；小于7 μm的微粒则主要被肝脏、脾脏组织中的巨噬细胞摄取；当微粒的直径小至50 nm以下时则微粒更倾向于聚集于骨髓部位。因此，药物的靶向性与载药微粒的粒径存在密切的关联。

（2）主动靶向给药系统是通过在载药系统表面修饰上能与目标组织发生特异性结合的抗体或给体，通过抗体－抗原、给体－受体的特异性反应，最终实现载药系统的靶向给药。

（3）物理化学靶向给药系统目前研究的主要是利用载体材料的磁性而实现药物的靶向性，其工作原理如图3－2所示。

近些年，随着纳米材料、纳米医学、纳米生物学等学科的飞速发展和融合，

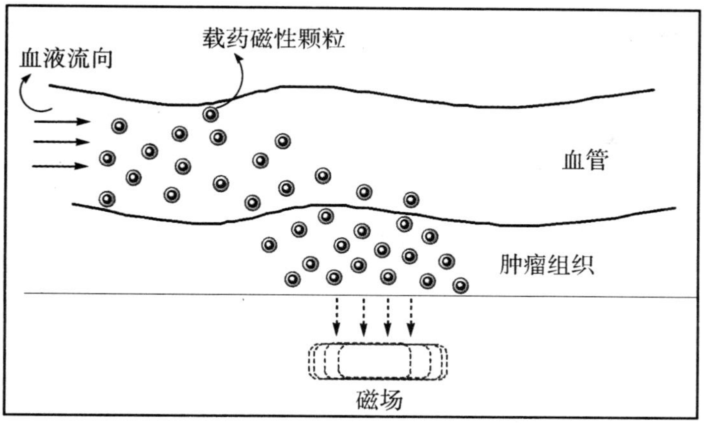

图 3-2 磁性靶向载药系统作用原理

研究者在磁性靶向给药系统研究方面取得了许多瞩目的成绩。如 Fan Zhang 等人设计并采用纳米材料控制制备技术合成了平均粒径 150 nm 的夹心纳米粒子，中空部分可以负载化疗药物，其结构示意图如图 3-3 所示。这种材料的内核具有磁性，因此借助外界磁场便可实现药物在肿瘤部位的选择性富集，另外由于外层是一种发光材料，只要借助外部激光的照射，借助荧光显微镜的帮助便可实现对药物在体内的跟踪，是一种集荧光成像和磁性靶向给药的多功能材料。

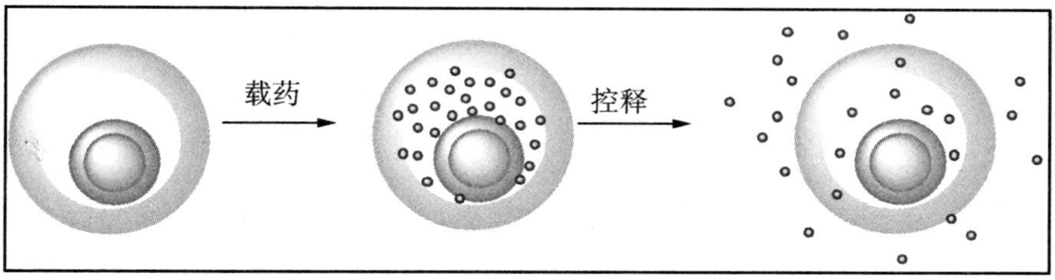

图 3-3 夹心纳米结构载药示意

3.4.4 前景和展望

随着科学技术的日益发展，尤其是各种新型功能材料和加工技术的出现，药剂学的发展已经进入了一个全新的发展阶段，各种更加智能化的给药体系不断涌现，有的给药体系已经开始在临床上发挥作用，展现了优于传统给药方式的独特优势，给人类带来了新的希望。有些目前仍束手无策的疾病可能由于新的载药体系的出现而得到有效治疗。

然而，我们不得不看到，一些新的给药系统虽然已经被研究者开发，在动物体内也显示出良好的治疗效果，但人体是一个复杂、精密的系统，我们人类对其了解还非常有限，要想实现临床应用，还面临诸多困难，有些困难甚至以目前的科技水平仍然无法逾越。但我们坚信未来会更加美好。

3.5 无须开刀的手术——介入诊疗材料

3.5.1 介入诊疗材料的诞生

疾病无时无刻不在折磨着人类，一生中几乎每个人都需到医院看病，如果得了一个大病，还要经受开膛破肚之苦，而开刀做手术的风险人尽皆知，即从麻醉时的心脏骤停到血管的大破裂，从脏器的切除到肿瘤的转移等一系列让人想都不愿想的风险。

2011 年 8 月 8 日，患者陈永丽因稽留流产至昆明市某医院妇产科就诊，并在该院进行手术治疗，术中因为手术复杂导致失血性休克及呼吸、循环衰竭死亡。像这样在手术台上死亡的病人举不胜举，然而病人家属往往不能理解简单的手术为什么会导致病人死亡，于是便产生了医疗纠纷。而有些患者家属不愿通过正常法律途径去寻求客观公正的解决方案，而是雇佣“医闹”，采取各种途径严重妨碍医疗秩序、扩大事态，给医院造成负面影响，以期从中牟利。一项最新的调查显示，96% 的受访医生表示其所在医院发生过“医闹”事件，而且“该类事件”已经严重影响到医生的执业行为。于是卫生部、公安部 2012 年 4 月 30 日联合发出的《关于维护医疗机构秩序的通告》，医闹行为将受治安处罚甚至被究刑责。其实人类想要的很简单，就是医治病痛。那到底有没有风险很小、痛苦很少的治疗方法呢？

介入手术，一种痛苦很小的手术，可以说不用做手术的手术出现了。这种手术仅仅用一些细小的材料就能将复杂的疾病祛除。介入手术的第一步是血管造影，而介入材料的发展也得首先从血管开始。

3.5.2 红色物质的通路

据记载，公元前3000年，古埃及人已经学会使用金属管导尿。公元前400年，有史记载人们用中空的芦苇研究尸体心脏瓣膜的功能。史前人类肯定早已对石刀划破身体后流出奇怪的红色物质的现象感到迷惑。直到1651年哈维做出对循环的解释，人们才理解了动脉、静脉和微血管的完整关系。当作为介入医生使用各种腔内器械在血管内驰骋的时候，我们对于它的熟悉其实来自于几百年前人类最初对血管的认识的演变。

公元131~201年，罗马的盖仑通过将芦苇空腔和黄铜管插入动脉的方法，延续并扩展了关于血流的阐述。盖仑学说坚持了肝脏是产生血液的场所。血液从肝脏流向腔静脉和它的分支。包含在右心室的部分静脉血通过心脏间隔上的小孔渗入左心室腔。盖仑的循环观念在接下来的一千年中基本上是公认的。维萨里斯在伟大的解剖学著作《人类的构造》一书中，尽管很多解剖学观点与盖伦不同，但在血液流动方面，仍然维持了当时主导的源自盖仑的观念。

那个时代的许多艺术家也开始对解剖学感兴趣。意大利的莱昂纳多·达芬奇通过用蜡浇铸室腔深入地研究心脏，最后构造了一个用来进行瓣膜流动研究的玻璃模型。最终，英国的威廉姆斯·哈维插管入下腔静脉并证明了肺循环。法国生理学家克劳德·贝尔纳的备忘录里记录的笔记描述了很多可能在狗身上进行的涉及静脉和动脉的试验。他介绍了心脏导管插入术的术语，为了测量血中不同物质，他将可半弯曲的引导管置入心腔从而进行了广泛的研究。

3.5.3 埃加斯·莫尼兹的造影剂

1874年埃加斯·莫尼兹生于葡萄牙，并且从科英布拉大学取得了医学学位。1901年，莫尼兹在法国开始神经放射学和精神病学的培训。一年后他回到了葡萄牙，在那里他开始致力于政治而不是医学，1903年到1912年期间，政治占据了他的大部分时间。1912年他在里斯本开了间神经科诊所，并且被大学任命为神经放射学教授。为了确定溴化物溶液是否能在动脉中观察到，莫尼兹做了一个简单的试验：他把不同浓度的溴化锂和溴化锶溶液装到玻璃管中，把它们放到颅骨的后面。这些管子在 X 线片上清晰可见。这个结果提示了大脑动脉造影的可能。

莫尼兹了解到将溴化物注射到病人的动脉中是无害的，于是莫尼兹和利马很聪明地先从动物小静脉内注射开始试验。

人体试验在最初的一些病人中不成功。最终，在第六次尝试时，他们观察到了颈动脉循环的一些分支，不幸的是，在注射后大约 8 小时，病人发生颈动脉栓塞而死亡。之后，莫尼兹决定用碘溶液继续研究。1927 年 6 月 28 日，他用 5 mL 20% 碘化钠完成了动脉造影。几天之后，莫尼兹在巴黎神经病学协会上宣布了他的发现。1949 年，他和瓦尔特·鲁送夫·赫斯一起因为“发现对于某些精神病进行前额脑白质切除手术（也被称为额叶白质切除术）的治疗价值”分享了诺贝尔生理学或医学奖。

3.5.4 介入材料的发展

在血管选择性造影的研究上，导管的使用是一个关键性的进步。1905 年弗里茨·布莱克罗德发明了把导管置入狗血管中（动脉和静脉）的技术，在当时是个很大的创举。为了使药物更快地传输，在 1912 年，布莱克罗德尝试把化疗药物直接注射入心脏，于是，他在犬动脉中插入导管，并保持几小时，没有记录到并发症或血凝块。德国的维尔纳·福斯曼可能是第一个普及导管插入术的研究者。1929 年，当福斯曼还是埃柏斯瓦德一家小医院的低级别外科医生时，他在自己的手臂上开放了一条静脉并在透视控制下将一根导管向上插入至右心房。这个试验为福斯曼赢得了主管的尊重，并曾为此在城中“最好的饭店”举行庆祝晚宴。

1932 年斋藤田真和上川第一次报道了逆行性动脉造影。这项技术非常精细，除股动脉之外还可用于其他血管。例如，1939 年卡斯特利亚诺斯和佩雷拉什描述了经由肱动脉通路的逆行性胸主动脉造影。1951 年康弗斯·皮尔斯发展了经皮向股动脉导入一次性聚乙烯导管并以逆行方式将其置到胸腹主动脉任何水平的方法。

1921 年出生于瑞典的斯文·法尔·基丁格，发明了经皮血管穿刺术，可以简单归纳为“入针，入导丝，出针，入导管，出导丝”，这项技术1953年在放射学比较有权威的杂志《放射学学报》上发表，并创立了经皮股动脉穿刺插管术，它的出现结束了血管造影需要血管外科医师协助的历史，成为介入医师可独立完成的一种简便、安全的血管插管技术，沿用至今，并扩展至非血管治疗领域。很快很多研究者们开始使用塞丁格技术，很快出现了加热成形、不透光的导管，这些材料使得腹部不同器官的选择性动脉造影具备可行性。

关于球囊导管的诞生要说起多特，他出生于马萨诸塞州的波士顿市，在纽约医院接受放射学培训后，他进入了康奈尔医学院，最终成为在波特兰俄勒冈州立大学的血管放射学家。他首先改进了基丁格技术，使之用于治疗的目的。1964年1月他使用创新的扩张导管在一个84岁妇女身上进行了股浅动脉一个短的闭塞节段的成功血管再通，血管介入性放射学由此创立。

但由于传统偏见，特别是来自外科学界的阻力，多特技术在美国被忽视和反对了近15年，但是多特的技术却在欧洲找到了它的信奉者和传播者，特别是德国医生埃伯哈特·蔡特勒，是他介绍多特的技术给安德烈亚斯·格林茨格（发明球囊导管者，建立了心血管介入性放射学）。

介入治疗材料的发展与普及，不仅使许多疾病避免了大手术的烦恼，而且让原本许多不能治疗的疾病得到了治愈。

众所周知的冠心病，是冠状动脉粥样硬化使血管腔狭窄或闭塞，以及血栓形成造成管腔闭塞，导致心肌缺血缺氧而引起的心脏病，目前发病率逐年升高，成为了威胁人类健康的头号杀手。介入支架材料的出现，为血管阻塞性疾病患者带来了福音。2010年2月12日，美国前总统克林顿因劳累后再次心脏病复发，在美国纽约接受冠脉支架手术，植入2枚支架。2004年他曾因为冠心病行搭桥术，搭了四根桥。如果没有支架材料，克林顿可能早已不能出见在我们的视线中了。

3.5.5　介入手术的选择

虽然介入材料及手术技术得到快速发展，但是否做介入手术仍然需要选择。作为介入学的医生应该考虑到，有些疾病或某些疾病的某种类型，介入治疗是绝对的适应证。而在有些应首选外科或内科治疗，或者以内科和外科为主，配合介人治疗。在更多的情况下，选择什么样的治疗是没有定论的，即所选择的治疗可能没有循证医学的证据。

一个新介入治疗技术的成熟，在它的最初阶段可能的形式是以个案报告的形式或实验研究而出现的。它的治疗有效性需要以一组或更多的病例和时间证实，即所谓单中心治疗结果。尽管如此，这种单中心的治疗结果仍不能解除人们对该治疗临床应用心中所充满的疑虑，需要更大规模的、更多单位的，更多经验的作者们的联合研究，这种研究称为多中心的研究。这种研究往往需要预先策划，严格入组标准，严格技术标准，严格观察和随访标准。它往往出自政府、企业大规模的资金支持项目。这项研究虽然可能得到这项治疗病人可能获益的结论，但它仍需要与其他如外科、内科或其他方法进行严格的比较，得出在同等条件下不同治疗方法的比较结果，并做出正式结论。

对于很多介入放射科医生来说，介入操作所致的风险远低于外科手术，尽管可能遭遇失败，但并不妨碍以后成功施行外科手术，这种看法对介入的应用提供了有力的理论依据。还有一点也很清楚，即介入放射科医生正在力争让介入的某些操作成为更有效的治疗手段，以便真正作为一种替代治疗，而不仅仅是作为一种姑息性或手术前的方法，如小肝癌的介入治疗、子宫肌瘤栓塞治疗和正在研究中的直接经肝门腔静脉分流术等。如果说某项介入治疗对某种疾病是绝对适应证，这个结论也需要接受时间的考验。这主要来自介入治疗技术本身的不断进步，更来自其他治疗方法不断改进的挑战。

作为病人的责任医生，应该清楚地知道所面临的疾病或者这种疾病的某种类型进行介入治疗所处的循证医学地位。A 级证据是基于多项大样本随机临床试验取得的证据；B 级证据是基于数量有限的小样本随机试验、非随机试验的严密分析或观察记录的证据。基于专家共识的意见或建议，被认为是 C 级证据。积极主动地向病人或家属如实说明情况。除了疾病的介入治疗效果，病人获益情况，以及可能的不良反应和危险，还要考虑自己的经验、所属单位的设备条件、各科专业的协调关系，甚至应该考虑病人的经济能力和是否处在医疗保险范围之内。理解和站在病人的立场上思考和抉择，应当是我们在进行各种治疗方案选择时首要考虑的。

3.6 灰姑娘的涅槃——整形美容材料

3.6.1 “美丽” 的基石

爱美是人与生俱来的天性，然而天生完美的人很少，谁不想修正上帝造人时那一点缺憾？现代科技和医疗技术的发展使之变为现实，丑小鸭变成白天鹅的神奇再也不是童话里的故事了，大众不再满足于仅仅通过着装、配饰及对外表的装扮改变自己，人们希望有更“本质”的改变。基于改善自身先天或后天的“缺陷”的渴望，人们开始了在整形美容上的探索，这正验证着莎士比亚的那句名言：上帝给她们一张脸，她们却还要自己造一张。

整形美容外科起源于远古时期，主要是通过组织器官的移植、修复，或其代用品的移植为手段达到形态的改善和美化及功能的重建。自体组织的移植是整形美容外科医生进行治疗最常用的方法，但在临床操作中常常会有组织取材有限、缺乏组织的供区，甚至患者不愿意接受供区的损伤等情况，这时整形工作就变成了“无米之炊”。这样的难题摆在面前，异体、异种组织或组织代用品便很自然地被应用起来。

2003 年 10 月 7 日，云南省怒江的傈僳族小伙李国兴发现一头黑熊正在袭击他家的牛，李国兴在救牛的过程中受到黑熊猛烈攻击，导致其 2/3 的面部受到严重毁容性外伤。在国际公益环保组织——大自然保护协会的帮助下，2006 年 4 月 14 日，他在西京医院接受了世界上第二例、中国首例“换脸”手术，整个颜面部约 2/3 的部分进行了移植，手术后移植组织全部成活。但是 2007 年 6 月底，李国兴却离奇死亡，按照傈僳族的民俗，死者土葬后不能再挨刀，故无法进行尸检及后续研究，也无法得知其真正的死亡原因，有报道说其死因与机体对移植材料免疫排斥有关。移植手术后面临的最大挑战就是机体对移植物产生的排斥反应，接受了移植手术的患者，必须终身服用免疫抑制剂，以“欺骗”免疫系统接受外来的组织和器官，否则移植部位将会出现免疫排斥反应，导致移植物红肿、坏死，最终不得不将其去除，移植手术也就宣告失败。因此，用什么移植材料才能最大限度地降低排斥反应就成为整形美容外科的最重要的课题之一。我国每年约有 150 万患者需要器官移植，而每年器官移植手术仅有 1 万例左右，供体器官的严重短缺不仅危及终末期疾病患者的生命，而且严重阻碍了移植技术本身的发展，生物材料的问世为患者带来了福音。

生物医学材料实际上是指与生物系统相作用，对人体组织、血液不产生不良反应的材料，主要用于临床诊断、治疗、修复或替换机体中的组织器官或增进其功能的材料，其研究与应用具有悠久的历史。近几十年，随着生命科学和现代材料科学技术的突飞猛进，按照不同需要制作的生物医学材料作为各类组织的代用品被更广泛、更深入地应用于医学临床。

生物材料在整形美容中的应用包括体表修复材料（如人工皮肤等）和体内植入材料，临床作为充填材料、固定种植材料、修补材料、医用缝合线等被广泛应用。生物材料的应用使耳/鼻缺损的患者不用为了使耳/鼻再次“长”出而使身体的其他部位出现新的缺损；使乳房低平的女性重拾美丽与自信；使返老还童的传说成为现实；使患者在所需的位置“装配”出最适合的“组织”；使越来越多的人在对“美”的追求中得到了自己希望的结果。

理想的生物材料为临床医生展现了美好的应用前景，在先辈们一次次的尝试探索中，很多生物材料不停更新换代，并且不断有具备更加完善的生物学功能、更适合人体需要的新型材料问世。

3.6.2 隆胸材料：塑造女性体态美

乳房是女性的第二性征，早在文艺复兴时代，女性乳房就被赋予了深刻的内涵——生命、青春、爱情和力量。大小适度、坚挺丰满的健康乳房，一直是广大女性追求的目标，也是女性健康美、形体美的魅力所在。隆胸术长期以来是乳房整形手术中最重要的内容。隆胸术实际上是通过医学手段，将生物组织或生物组织代用品植入乳房内，重塑其外观，从而达到乳房丰满健美的目的。

回眸百余年隆胸史，隆胸给女性带来了欢乐与自信，也使她们为这一追求付出了沉重代价。19 世纪末，美国最早开始开展隆胸手术，1889 年，罗伯特·葛苏尼用液体石蜡直接注入乳房内隆胸，此后用注射器将消毒的液体石蜡直接注射隆胸的方法十分盛行，许多医生为获得满意效果而不断改进注射方法及工具，20

世纪 30 年代，这种隆胸方法登峰造极，但随后大部分受术者出现了严重的并发症，如乳房内的硬结、肿块、炎性反应，石蜡在体表向下扩散，扩散后乳房外形不良，以及出现石蜡栓塞，具有确凿的证据证明这种方法还可诱发乳腺癌的发生，上述并发症一旦发生后，治疗上非常棘手，大部分人只能行乳腺切除术，因此液体石蜡注射隆胸被明令禁止。

在 40 年代，日本和美国有人用蜡和蜂蜜的混合物及液态硅胶注入乳房内隆胸，此法操作简单，但与液体石蜡一样，引起诸多严重并发症甚至死亡，最终也被取缔。

1951 年第一次使用人工海绵植入隆胸，先将海绵雕成所需的形状和大小，置入乳腺下分离的腔隙达到隆胸的目的。但术后大量纤维组织长入海绵间隙中，使乳房变硬、缩小和变形，甚至形成瘘管，因此该材料也遭废弃。当初关于隆胸所尝试的填充物还有很多，如动物脂肪、工业橡胶甚至还有玻璃假体。

重大的突破有时就是源于一次偶然，半个世纪前，休斯敦顿医生富兰克・葛柔博士在挤压一个装满血液的输血袋时，觉得它摸起来就像女性的乳房，并由此突发灵感。于是，1961 年，富兰克・葛柔博士及托马斯・克罗宁博士与美国道康宁公司合作，共同研发出了世界上第一款硅凝胶乳房假体。硅凝胶假体隆胸的故事也由此展开：1962 年，美国得克萨斯州工厂的工人林德赛女士在医生的建议下，接受了世界上第一例硅凝胶假体隆胸手术。做完手术后，林德赛的乳房尺寸从 B 罩杯增长到了 C 罩杯，之后还哺育过 6 个孩子。从此，硅凝胶假体隆胸被载入史册。

后来随着对硅凝胶假体的一次次改进，硅凝胶假体已成为隆胸手术中使用最广泛的生物材料。硅胶的化学名是聚硅氧乙烷，是美容外科最常用的高分子生物材料，其具有良好的生物相容性，对人体组织无刺激性、无毒性、无过敏反应，机体排异反应极少，可在体内长期埋植；具有良好的理化特性，通常在 $-60 \sim 260$ ℃内不仅能保持一定的柔软性和表面硬度，而且其机械性能无明显变化，与体液及组织接触过程中能保持其原有的弹性和柔软度，不被机体代谢、吸收和降解，是一种相当稳定的惰性物质；又能抵抗长时间的热老化，加工成型方便，易加工雕刻形状，使用方便。通过现代化的工业生产，硅凝胶假体被制作成不同的形状、大小，以满足不同的临床要求。

随硅凝胶乳房假体在受到广泛应用的同时，其安全性始终颇受关注，主要集中在关于致癌性，影响乳腺疾病的诊断，继发自身免疫性疾病和结缔组织病，对怀孕、哺乳、胎儿、母乳喂养儿童健康的影响，重金属铂存留体内继发的不良反应等方面。20 世纪 70 年代出现了单腔充注式盐水乳房假体，其结构是一个硅胶制作的空囊，使用时可经注射导管将适量生理盐水注入囊内，注射完毕后拔除注射导管即可，其他操作与硅凝胶假体基本相同。它切口较小，能在术中决定乳房体积，后来许多学者研究发现充注式盐水假体与硅凝胶假体相比其手感稍差，存在液体感，并且生理盐水是在开放的情况下充注的，故存在引起污染造成盐水中真菌形成的可能；但是由于囊内注射的为生理盐水，一旦假体因外伤出现破裂或渗漏，盐水可被人体所吸收，不至于对人体造成伤害，所以被认为是安全度较高的乳房假体。此外，为综合充注式盐水假体安全性高与硅凝胶假体手感好的优点，双层乳房假体，即将乳房假体制作成双腔，内腔充填硅凝胶，外腔充注生理盐水，已逐渐被应用，目前多种新型隆胸填充材料正在研发和试验阶段，使假体隆胸的安全性进一步提高。

3.6.3 隆鼻材料： 塑造和谐五官

据说人在母体中最先形成鼻子，所以始祖才又称为鼻祖。这种说法或许并不科学，但鼻子无疑是面部最突出、最引人注目的地方。人的鼻子是突出于面中部的三角形锥体器官，其外观形态完全由支架组织——鼻骨的形状所决定。隆鼻术就是通过植入适当材料来改变鼻的高度和形态，使之与面部其他部位相协调。

翻开隆鼻材料的“百科全书”，不禁要感叹我们的先辈们的大胆及创造力。1887 年就开始了鼻部的美容手术，这是历史上最早的记录。1911 年开始注射液状石蜡隆鼻，但由于液状石蜡在组织间隙流动性大，组织排斥性大，可造成许多并发症，塑形也难以稳定，不久便被淘汰和明令禁止。其他曾被用作隆鼻的材料还有凡士林、银、象牙、动物骨、有机玻璃等，或是因为排斥反应过大，并发症多而被淘汰；或是因为质地坚硬，难以雕刻塑形而被放弃。但个别材料如象牙仍偶见应用。

1955 年首次应用固体硅橡胶材料隆鼻获得成功。固体硅橡胶具有良好的生物相容性，无毒，无致癌性，对组织刺激轻微；具有良好的生物惰性，极佳的耐生物老化性，耐高温，可用多种方法（如煮沸、高压蒸汽、环氧乙烷、辐射等）消毒灭菌而不改变其理化性质；加工方便、易雕刻形状；一旦发生并发症很容易完整取出来修整、更换；即使不用了还可使鼻形恢复原样，不会引起鼻背皮肤松弛，一次性手术就可以垫高鼻梁和鼻尖，而且固体硅橡胶具有来源广泛、成本较低的特点，所以，很快得到世界各地医生的肯定和欢迎。不过在固体硅橡胶隆鼻大量应用之后，它的一些不足也被发现：由于硅橡胶的质地较硬，一旦假体较长、过高或由于位置下移，可能引起鼻部皮肤破溃、坏死、糜烂，假体穿透皮肤形成外露等并发症，但由于固体硅橡胶明显的优点，目前它仍然是隆鼻术的主要假体材料之一。

1963年液体硅橡胶隆鼻获得成功，由于液体硅橡胶可采取注射方式隆鼻，塑形随心所欲，造形理想，不需手术，痛苦少，打一针就能拥有俏丽的鼻子，对许多人来说，有着难以抗拒的诱惑性，所以液体硅橡胶隆鼻一度风靡全球。然而经10余年临床实践发现，液体硅橡胶存在许多弊端，硅橡胶可向周围组织渗透扩散，引起不同程度的炎症反应及肉芽肿，且一旦出现并发症不容易取净，发生鼻背皮肤溃烂、坏死而造成畸形者已屡见不鲜，美国于20世纪80年代已明令禁止使用。国内也基本停止使用。

20世纪80年代末90年代初，羟基磷灰石被应用于隆鼻手术中，它是无机非金属生物材料中磷灰石类最重要的材料之一，其化学成分与脊椎动物的骨骼和牙齿所含矿物质极其相似，具有良好的生物相容性，无毒、无刺激性、无排斥反应，不老化、不致敏、不致癌，植入人体后可与骨组织发生化学性结合，并可微弱促进骨生成，而且能够通过与接触的骨面形成磷灰石层而与周围骨组织形成良好的骨性结合。但因其缺乏结构的完整性和力学稳定性，存在移位、游走、脱离所需要植入部位可能；此外由于与周围骨组织结合紧密，一旦发生并发症完全取出也很困难。因此，其使用推广受到了限制。

随着医学认识的提高和医用材料的发展，20世纪90年代末膨体聚四氟乙烯开始应用于鼻部整形领域，打破了传统硅胶隆鼻手术“一统天下”的局面，使得隆鼻材料有了更好的选择。膨体聚四氟乙烯早在上世纪六十年代作为人工血管而被应用在血管外科，上世纪八十年代开始应用整形领域。膨体聚四氟乙烯是一种惰性聚合物，理化性质稳定、无毒，耐高温和低温，耐化学腐蚀，其“结与纤维”构成了独特的微孔超微结构，这种结构容许血管及周围组织的长入，植入体内后与周围组织紧密镶嵌稳定性好，且材料质地柔软，其弹性和硬度与软组织相似，易塑形，亦没有吸收，所以形态和手感均自然逼真，没有固体硅橡胶充填后那种线条硬直、质感较硬的外观，更不易出现穿透皮肤等情况。如果自己不说，旁人很难察觉出来。由于膨体聚四氟乙烯的诸多优势，目前已成为隆鼻材料的主流产品，并且还被用于隆下颌、隆颧、前额填充、眶修复、面部深部皱纹填充、唇腭裂二期修复等，已成为整形材料的新宠。

不过如同其他材料一样，膨体材料也并非十全十美，膨体对手术环境的要求很高，必须做到完全无菌。因为膨体具有微孔，孔径平均是22微米，这个孔径足可以让平均直径为1微米的细菌毫不困难地在里面存留，但清除细菌的巨噬细胞只能进到孔径在50微米以上的间隙中，导致细菌一旦进入膨体的微孔就像进入了避难所一样安全，所以术后若不幸细菌发威，想要控制感染几乎不可能，就只有取出假体了。

纵观各种隆鼻材料，经过时间的洗礼，除自体软骨外，较为安全和使用广泛的仍然为固体硅橡胶假体和膨体聚四氟乙烯。了解了各种材料的优缺点，我们在选择隆鼻材料的时候会有一个全面的认识和对比，具体应用哪种材料还需要借鉴医生的建议，以使手术达到想要的完美效果。

3.6.4 注射除皱材料：实现返老还童的梦想

从20世纪70年代末到80年代初，有两代人见证了她的精湛演技，她在《上海滩》中塑造的冯程程更是让无数的影迷疯狂！在2009年台湾金钟奖颁奖典礼上，她的出现让众多女明星在瞬间失去光彩，没有皱纹，没有皮肤松弛等衰老烦恼，年龄对她只是个数字，岁月增添的是成熟与妩媚. 她就是赵雅芝，虽已56岁高龄却美丽依旧，自信依然。其实不只是赵雅芝，娱乐圈中逆生长的明星不在少数，人们在羡慕和感叹明星们驻颜有术的同时，也希望找到能够使自己保持青春容颜的方法，一种快速、安全、痛苦小的微创除皱方式——注射除皱在人们的迫切希望中应运而生。只要数分钟，不开刀，不手术，打针就能拥有年轻的面庞，可能对许多人来说，有着难以抗拒的诱惑性。年轻的梦想在一瞬间显得那么触手可及，这就是注射除皱的吸引力所在，就连美容达人大S也曾在《美容大王2》里揭露女明星们保持青春容颜的秘密就是高科技美容，玻尿酸、肉毒素等注射产品都是明星们青春常驻的秘密武器。

注射除皱的发展史可以追溯至上世纪，近百年来，临床上曾先后试用过液体硅胶、液状石蜡、植物油、羟基磷灰石等材料来填充皱纹，但都被一一淘汰。1977年，克纳普首先报道提纯了牛和人胶原，并将它们首次应用于面部祛皱及塑形，1981年美国食品和药物管理局正式批准注射性牛胶原材料用于皮肤填充剂，从此揭开注射抗皱的美容新篇章。之后美国食品与药品监督管理局相继批准了多种胶原蛋白，由牛纯化胶原逐渐发展为人纯化胶原。人体皮肤中真皮的构成约有70%是胶原蛋白，胶原蛋白是真皮层强有力的后盾，其对皮肤的作用不可替代，它像弹簧一样支撑着肌肤，像水库堤坝一样锁住水分，年轻的肌肤看起来光滑饱满、柔软有弹性，原因之一是真皮层内的胶原蛋白充足，弹性纤维也维持在最佳的状态，但是过了25岁，胶原蛋白的流失速度比生长速度快，真皮层密度和弹性削弱，使皮肤呈现皱纹、松弛等老化迹象，注射胶原蛋白是唯一可"直接补充"胶原蛋白的做法，是最直接也是最有效改善皱纹及肌肤弹性的方式。注射性胶原蛋白具有良好的机械性能、良好的保水保湿性能和生物相容性，由于胶原是细胞外基质的主要成分，胶原蛋白注入后，作为细胞生长的依附与支架，能诱导宿主细胞和毛细血管等的增殖分化和移植，促使细胞进一步合成新生胶原。目前用于临床的可注射胶原主要为高纯度的人胶原蛋白或来源于牛的胶原蛋白，通过在皱纹处或组织凹陷处真皮浅层或深层注射，可将原本因为老化而塌陷缺损的真皮层结构有效地填补，达到抚平皱纹或填充塑形的目的。胶原蛋白在人体内可以逐步被人体内的胶原蛋白酶所降解，具有生物分解性，因此不会永久填充，填充效果随时间逐渐减弱，在体内存留时间平均为6～12个月，这除了与注入的体积、注射部位和皮肤机械压强大小有关之外，不同胶原蛋白产品和不同体质对胶原蛋白的存留时间也有较大影响。

1986年，一位叫琼·卡拉索的加拿大眼科医生在无意中发现用来麻痹肌肉神经的药物肉毒毒素可以使患者眼部的皱纹消失。这位医生将这个意外的惊喜告诉了身为皮肤科教授的丈夫，后来夫妇俩便开始合作研究这一课题，最终将A型肉毒毒素引入皮肤除皱领域，引发了美容史上的“肉毒毒素革命”。而我国则是继英国和美国之后第三个能自行生产这种美容用途产品的国家。

A型肉毒毒素是一种嗜神经毒素，其特异性与周围运动神经末梢突触前膜相结合，抑制神经递质乙酰胆碱的释放，导致化学性去神经作用，从而降低肌张力、缓解肌肉痉挛。1989年，A型肉毒杆菌毒素正式注册为商品，商标为“BOTOX”，并被美国食品和药物管理局核准用于12岁以上的肌肉张力性疾病，如斜视、眼肌痉挛等的治疗，直到近年来才被批准应用于美容整形，主要是治疗面部皱纹。肉毒毒素注入产生皱纹的肌肉内，会阻断神经递质乙酰胆碱的释放，从而使肌肉张力下降或使肌肉瘫痪麻痹，造成局部暂时性的类似“面神经瘫痪”的症状，皱纹也随之逐渐消失，这种除皱方法操作简单，几乎无痛苦，无肿胀、瘀血，见效快，不发生过敏反应等，故这种除皱方法推出后，被许多求美者所接受，很多明星也公开承认自己是肉毒毒素的受用者。

不过打肉毒毒素除皱也需要了解以下信息：肉毒毒素注射除皱只是众多除皱方法中的一种，并不是对任何人都有效，一般来讲，最适合用于鱼尾纹、额头纹、眉间纹、鼻唇沟纹和颈部的动力性皱纹，对于皮肤过度松弛、已形成较深及明显凹陷的静态性皱纹效果并不理想；肉毒毒素疗效一般在注射后48～72小时开始显现，表现为面部皱纹变浅、变平，皮肤变光滑。但因受其作用机制所限，疗效持续时间一般为3～6个月，平均4个月，极少数可延长到10个月，甚至一年，要想长期有效，还是需要重复注射；此外，肉毒毒素毕竟为目前生物毒素中毒性最强的物质，常用作军事战争中的生化武器，当人们食入或吸入这种毒素后，就会产生一系列的神经系统症状，如头晕、呼吸困难和肌肉乏力等症状。可是为什么这样令人畏惧的毒素能应用于临床中呢？其实我们应用的肉毒毒素是经过加工处理的，常规治疗剂量可以保证安全，不过为最大限度减少其不良反应的发生，临床使用仍需谨慎，当剂量和浓度达到一定水平后，再增加剂量，麻痹效果并不增加，反而因单点注射剂量过大或注射容量过大，药物易弥散至邻近肌肉而引起不良反应，所以应合理规范使用。

2003年，玻尿酸类注射美容产品上市，由于它稳定性高，与人体组织相近，一经上市就受到了人们的热烈欢迎，迅速抢占了注射填充剂的美容市场，为祛皱、颜面部填充、轮廓畸形和容积不足提供了一种良好的解决方案，至2008年，在美国非手术整形项目中玻尿酸项目已成为占仅次于肉毒素之后的第二大注射针剂。玻尿酸又称透明质酸，属于大分子氨基葡聚糖，具有良好的亲水性和锁水性，玻尿酸的保湿效果是胶原蛋白的数倍，被公认为是最佳保湿因子，它能让皮肤变得饱满、润泽。玻尿酸是所有动物细胞外基质的组成成分，人体玻尿酸的含量会随着年龄的增加而减少，因而引起肌肤的老化与产生皱纹。玻尿酸具有填充自然均匀、生物相容性高、不良反应小等优点，使之成为维持组织形态和功能的理想的填充剂。

玻尿酸较早阶段被用于化妆品之中，在许多的保湿产品中都含有波尿酸，它有很高的锁水能力，让皮肤得以保湿并改善皱纹，但是一般保湿化妆品所含的玻尿酸，只是涂抹在皮肤表面，很少被吸收到皮肤内，后来玻尿酸才被运用到注射美容的行列。将玻尿酸直接注射到皮肤的真皮组织中，皮肤中的玻尿酸吸收水分后，体积增大，向周围产生的膨胀压力使得它可以支撑周围组织，皮肤自然就充盈起来，这个原理类似于海绵吸水后的效果。由于玻尿酸可以吸收自身体积1 000倍的水分，从而使肌肤丰满、有弹性，与胶原蛋白不同的是，胶原蛋白是在真皮组织中作为架构，若以盖一栋钢筋水泥的房子来比喻的话，胶原蛋白如同钢架，而玻尿酸就有如钢筋架好之后灌入的水泥，利用玻尿酸的膨胀效果让架好的钢架不会垮下去。但是打进去的玻尿酸同胶原蛋白、肉毒毒素一样，也会慢慢被人体吸收，效果持续时间一般为6～12个月，所以想要维持效果，就需要反复注射，一旦不再继续定期注射，效果就会慢慢淡去，最后完全消失。胶原蛋白、玻尿酸和肉毒毒素虽然都是广泛应用的注射除皱材料，各有其特点，但有一共性，疗效维持时间有限，需要重复注射才能保持持久效果。

当然，患者和医生也想寻求一种能使面部皱纹和轮廓畸形修复后维持更加持久的解决方案，那么有没有这种材料呢？答案是肯定的，那就是爱贝芙（Artecoll）。爱贝芙于1985年由世界“注射美容之父”蓝博教授发明，1989年首次在德国应用于临床。爱贝芙是一种安全的、有效的永久性皮肤填充剂，不会在注射后分解而被机体吸收，主要用于永久除皱、塑形和组织缺损的填充。爱贝芙的主要成分是胶原蛋白，由聚甲基异丁烯酸甲酯（PMMA）微球和胶原组成，以3.5%的胶原溶液为载体，将圆形润滑微球悬浮在胶原溶液中，经注射进入整形部位，PMMA微球具有不同寻常的外表润滑度，能够刺激成纤维细胞逐一包裹，每毫升爱贝芙中所含有数百万个微球，因而PMMA会乖乖待在需要祛皱的位置，不会有任何挪动和降解。PMMA圆形润滑微球的特性既保证了其不被人体的巨噬细胞所消化吸收，也保证了PMMA对组织的刺激性降到最小，1～3个月后，注射入的胶原逐步降解并被人体本身的胶原所替代，而PMMA不会降解，留在整形部位，并发挥作用刺激人体内本身的胶原蛋白再生而起到永久充填效果，并使局部组织柔软，没有硬物感。

虽然目前注射除皱几乎成为最受欢迎的除皱方法，但由于人体的皮肤处于较为暴露的部位，尤其面部，这些为除皱材料提出了更高的要求和标准，每种注射材料都有其独特的优势，也有其可能的缺陷，不同的患者或同一患者的不同部位也有不同的需求特点，皱纹形成的原因亦有不同，所以在面部年轻化治疗中，肉毒毒素、软组织充填术及面部提紧手术三者不能完全取代，应根据具体情况选择合适的治疗方法，但结合使用可能起明显协同作用。

如今应用于整形美容方面的生物材料也已成为一个大家族，根据组成成分和性质主要分为医用高分子材料、金属材料、合金材料、无机非金属生物材料、生物医用复合材料、组织工程材料等。目前很多已应用成熟的生物材料，也大都经历了类似的发展过程，当中也有很多有趣的故事，从这些生物材料发展的历程中我们发现，并不是所有的东西都适合用作生物材料的，随着科技的发展，生物材料在种类和质量方面得到了长足进步，以更好地服务于大众。

3.6.5 生物材料的安全性

面对五花八门的生物材料，求美者往往挑花了眼，但生物材料的安全性能是不能忽略的。生物材料由于要短期、长期甚至终生与人体直接相接触，所以每种材料应用于临床最基本的前提条件应是对人体无害，生物相容性好。生物相容性是生物材料研究中始终贯穿的主题。

目前医学临床对生物材料的基本要求是：①材料无毒性、不致癌、不致畸、不引起人体细胞的突变和组织反应。②与人体组织相容性好，不引起中毒、溶血凝血、发热和过敏等现象。③化学性质稳定，抗体液、血液及酶的体内生物老化作用。④具有与天然组织相适应的物理机械性能。⑤针对不同的使用目的而具有特定的功能。⑥材料易得，价格适当，便于消毒灭菌且易于加工塑形。⑦生物学试验合格后方可进行临床试验。在我国，植入性生物材料属第三类医疗器械，其经安全性评价试验合格之后，必须进行临床试用，证明是安全有效的，并经国家管理部门批准才能广泛应用于临床。所以，选择正规的医疗机构、正规的生物材料可以增加美丽的安全系数，可以让美来得更放心。

理想的医用生物材料为临床医生展现了美好的应用前景，现有的生物材料虽然还有不尽如人意的地方，但目前临床使用的生物材料帮助众多的求美者实现了美丽的梦想是不争的事实。相信随着科学技术的不断进步，更多更加理想的生物材料将不断出现，给我们的美丽事业“添砖加瓦”。

3.6.6　生物材料的未来

生物材料在整形美容外科中发挥了很大的作用，在很大程度上满足了人们对美容、治疗的需求。尽管生物材料的效果已深入人心，但仍常有对其安全性的质疑声。几乎所有的材料都不能保证与人体100%相容，排斥反应的发生尚不能完全杜绝。我们不禁想问：何时能够从目前的“以假乱真”时代发展为梦寐以求的“弄假成真”时代？生物材料正在努力地进步为我们做出贡献，使更多过去无所实现的梦想正成为现实。

在中国古代神话中，太乙真人用莲藕组成人形，使哪吒再生复活，而今天，奇妙的科技正在使这一传说一步步变为可能，再生型生物材料正是一种让受损缺失的组织在原位再生的新型医学材料。再生型生物材料可以根据我们手术的需要，制成特定的形状植入人体内，起到很好的支架作用，同时在该材料的诱导下，人体自身修复功能能够在原来的位置逐渐生长出新的组织，替换生物材料，完成器官组织再生的过程，从而使后天再造痕迹了然无踪，目前这种材料正在研发和试用阶段。

此外，组织工程学的出现也在改变着我们的传统思维及治疗模式。假如有一天我告诉你，用你自身的细胞经过培养，让你实现想美哪里就美哪里的愿望，你还会选择生物材料吗？其实这个假设已经不是天方夜谭——组织工程学在这20余年来已经做到了在实验动物身上培养出人类除神经系统以外的各种器官，人类数千年的梦想正随着生命科学的发展逐一实现。

相信我们能不断地研究开发出更安全、更可靠、更为理想的生物材料，也许有一天，整形美容也能把我们整成百分之百的真美人！我们期待着这一天的到来。

医学新材料涉及材料学的各个分支，是研究人工器官和医疗器械的基础，其发展为医学发展提供了坚实的支撑。医学材料已成为各国科学家研究的热点。

随着纳米技术、生物技术、医药技术等学科的迅猛发展与交叉融合，新型医学材料层出不穷。纳米材料、组织工程材料、药物缓释材料、介入诊疗材料和整形美容材料等内容代表了医学新材料的发展趋势和方向。

未来疾病的诊疗模式都有望发生变革。生病到了医院，先用新型造影剂如纳米造影剂辅助影像学诊断疾病，确诊之后再决定治疗方案。若采用药物治疗，可借助特定的高分子缓控释材料作为载体，一次服药之后，药物在体内多次缓慢释放，从而在体内病变组织周围维持较高的药物浓度，并且药物分子与目标组织发生特异结合，靶向杀死病变细胞，避免多次服药的麻烦，也可大大减轻药物的毒副作用。

如果病变较为严重，不得不手术治疗，没有关系，直接采用先进的介入治疗材料实施微创手术。不用开肠破肚，手术简单无风险，不良反应少。当然，如果病变非常严重，不得不更换组织或器官，也有办法。采用组织工程培养的方法，采用病人自身的细胞，在合适的条件下培养，定向培育成合适的器官再移植入病人体内，有效解决了异体移植的排斥问题。

当然，医学材料给未来人们带来的益处不局限于此。爱美的人们也可按照自己的需要美容养颜，无痕美容的奇迹将使人们再造美丽变得异常平常。

总之，医学新材料是一个新兴的复合学科，内容涉及各学科知识，其发展需要各学科的交叉融合。未来医学新材料的需求将持续增长，而其发展将为人们的生活提供更大的便利。

4 神奇的七彩世界——光疗技术

人类具有丰富的智慧，能够发现并巧妙利用自然界存在的能量来造福人类自身。

早在古代，人们就发现一些银屑病（牛皮癣）患者接受阳光照射后，皮损会减轻，尤其是四肢、颈部等曝光的部位，皮损好转更明显。所以逐渐有了日光浴的疗法。后来科学家发现主要是紫外线在起治疗作用。紫外线是太阳辐射出的一种光波，我们的肉眼看不到它。它可以作用于我们的皮肤组织，调节其免疫状态，并改变其病理或生理状况。我们常说，晒太阳（尤其是小孩，老人）可以促进钙的吸收，这其中起主要作用的也是紫外线。紫外线的发现，带动了医学的发展及进步，尤其在皮肤科领域。人们根据需要，利用特殊的设备产生特定波长的紫外线，用于皮肤病的治疗。对于很多疾病，如银屑病、白癜风、异位性皮炎等，紫外线照射已经成为一种不可或缺的治疗方法。

4.1 光疗技术的前世今生

除了紫外线，激光的发现及制造也是人类发展史上重要的一页。激光有别于太阳光，它是一种特殊物质——粒子在物理运动过程中产生的光。人们利用这一原理，使用特殊原料及设备制造出各种激光，利用激光可以矫正视力、美容等。尤其是当今社会，人们对美的追求空前高涨。很多皮肤病，如血管性皮肤病、色素性皮肤病、某些增生性皮肤病、多毛症及各种色素文身等，如果利用传统的手术切除、化学剥脱或磨削等治疗手段，不可避免地会产生或大或小的瘢痕、色素沉着等，并且手术本身也会对患者造成一定的痛苦。而激光，以其痛苦小、不出血、愈合快、无疤痕和不需要住院的治疗优势，在很多皮肤问题治疗上得以应用。近年来，随着激光科学在医学美容方面的飞速发展，激光美容已经成为一种美容新时尚。一些过去很难治愈或治疗效果不好的皮肤病变，如血管瘤、血管畸形、毛细血管扩张、雀斑、太田痣、多毛、皱纹等，都可以利用激光而得到较好的疗效。

医学美容的进步及快速发展，离不开激光美容的进步与发展。伴随着激光美容，另一种美容技术——光子嫩肤术，作为一种全新的、高科技的皮肤美容技术，以令人瞩目的临床效果逐渐被人们接受，并在医疗美容领域引起了轰动。单从字面上理解，我们就知道这一技术是利用一种特殊的光，作用于皮肤组织，从而提高皮肤的弹性和细腻程度，恢复肌肤活力。这种特殊的光就是强脉冲光，它是一种连续的多波长的非相干性光，可以无创性地穿透皮肤并作用于皮肤组织，改善皮肤弹性，消除细小皱纹，尤其适用于治疗皮肤老化引起的皱纹、色素沉着、毛细血管扩张等改变。

紫外线、医学激光、光子嫩肤术这些新型的治疗技术引导了医疗、美容行业的快速发展，让我们一起来揭开它们的神秘面纱吧。

4.2 皮肤病患者的福音——紫外线技术

4.2.1 梦想成真——紫外线的发现

太阳光谱包括无线电波、红外线、可见光、紫外线、X 射线、γ 射线等几个波谱范围。紫色光的波长是可见光中最短的，而紫外线的波长比紫色光更短，因此，紫外线名称的意义可以理解为“超越紫色”，它的简称为 UV。肉眼是看不到紫外线的，那么紫外线是如何被发现的呢?

1800 年，英国物理学家赫谢耳在三棱镜光谱的红光端外发现了不可见的热射线——红外线。德国物理学家里特对赫谢耳这一发现非常感兴趣，他坚信任何物理学事物都是两极对称的，既然可见光谱红端之外有看不到的辐射，那么在可见光谱的紫端之外也一定可以发现肉眼看不到的辐射。为此，他做了很多努力。终于，在 1801 年的一天，当时他手头正好有一瓶氯化银溶液（人们当时已经知道，氯化银在加热或受到光照时会分解而析出银，析出的银由于颗粒很小而呈黑色）。里特突发奇想，想通过氯化银来确定太阳光中七色光以外的成分，他用一张纸片蘸了少许氯化银溶液，并把纸片放在白光经三棱镜折射分解后所形成的七色光中紫光的外侧。过了一会儿，他惊喜地发现纸片上蘸过氯化银的部分变黑了，这说明纸片的这一部分受到了一种看不见的射线照射。里特把紫端之外附近的不可见光叫作“去氧射线”，以强调这是一种化学反应。不久之后，这个名词被简化为“化学光”，并且在当时成为广为人知的名词。到了 1802 年，“化学光”更名为“紫外线”，并一直沿用至今。俗话说，不怕做不到，就怕想不到。里特的故事告诉我们，只要有梦想并为之不懈努力，梦想最终会变成现实。

4.2.2 紫外线的分类

紫外线根据波长可分为：长波紫外线（ultraviolet A，UVA，320 ~ 400 nm）、中波紫外线（ultraviolet B，UVB，290 ~ 320 nm）和短波紫外线（ultraviolet C，UVC，200 ~ 290 nm）。紫外线对人体皮肤的渗透程度是不同的：UVC 大部分被表皮角质层反射和吸收；UVB 大部分被表皮吸收，小部分可到达真皮浅层；UVA 小部分被表皮吸收，大部分可渗透到真皮，甚至可到达真皮中部。不同波长范围的紫外线具有不同的生物学效应：UVC 能量最高，有较强的杀菌作用，主要用于空气和物体表面的消毒；UVB 又称皮肤红斑区，能够引起 DNA 和蛋白质损伤，是紫外线中活性最强的波段；UVA 又称黑光区，是紫外线促色素形成作用最强的部分，可诱发许多物质发出荧光，是光化学治疗中的主要光源。

4.2.3 紫外线是把双刃剑——紫外线的作用

太阳是能量最强、天然稳定的自然辐射源，自然界中紫外线的主要光源是太阳，太阳光透过大气层时波长短于 290 nm 的紫外线被大气层中的臭氧吸收掉，能够到达地球表面的光线为 UVA、UVB、可见光及红外线，但对人体影响最大的是紫外线。

紫外线在人体引起的生物效应非常复杂，很多还不清楚，目前所知的作用有：杀菌、消毒；形成维生素 D，促进钙的吸收和利用，从而治疗骨质疏松、软骨病等；促使皮肤黑素形成，保护皮肤免受光线性损伤；增强皮肤的屏障作用；

调节机体的免疫功能。

既然紫外线对人的身体有这么多益处，有些人或许会认为：晒太阳不也同样可以吸收日光中的紫外线从而达到治疗疾病的目的吗？其实不然，由于日光到达地面的距离较远，紫外线光源到达人体病变部位的距离也较远，所以，其强度是远远不够的，再加上其强度不能保持恒定不变、不能很好地集中在某一部位，因此不但不能达到治疗疾病造福人类的目的，有时反而会发挥反作用。此外，任何事物都具有两面性，紫外线是一把双刃剑，也存在以下缺点：它能使皮肤老化、产生皱纹，造成皮肤粗糙，产生斑点，造成皮肤炎症，甚至引起皮肤癌。因此，要想利用紫外线对人体的有益作用，必须发挥我们的主观能动性，采用适当的方法取其精华、去其糟粕，从而最大限度地造福人类。

4.2.4　消灭路障的利器——紫外线疗法

所谓光疗，就是利用光线的生物学效能来治疗疾病的一种方法。通常使用的是紫外线，所以也叫紫外线疗法（ultraviolet radiation therapy），该方法是利用紫外线照射人体来防治疾病的一种物理治疗技术。在理疗中，用于紫外线治疗的光源可辐射三种波段的紫外线即 UVA、UVB、UVC，但主要是 UVB 发挥治疗作用。

19 世纪 90 年代，丹麦科学家芬森发现从太阳或从强力聚光电灯得到的短波光能杀死培养基上或皮肤上的细菌。他还指出，这是光本身的作用而不是由于热的作用。芬森对于蓝光和紫光（特别是紫外光）对细菌的效果的发现是很有价值的，它为力量更大的 X 射线和 γ 射线用于医疗事业奠定了基础。为了应用强力短波光照射治疗由结核菌引起的皮肤狼疮，他设计了一种大型强力弧光灯并应用该灯光治疗寻常狼疮，这是应用人工光源治疗皮肤病的最早记录，为此芬森获得了诺贝尔生理学或医学奖，这是丹麦史上的第一个诺贝尔奖。但芬森自己却因包虫病病入膏肓，获奖一年后不幸逝世。芬森捐出了奖金，遗愿是捐献遗体用于包虫病研究。但是，丹麦国民为他举行了规模仅次于国王的葬礼，将他的遗体安放于丹麦一个教堂里。

20 世纪 20 年代，梅欧郡诊所的格克曼医生首次报告外涂煤焦油配合紫外线照射治疗泛发性银屑病成功的经验。使用强化的焦油和 UVB 的联合治疗（格克曼疗法）就是以他的名字命名的。

第二次世界大战后，荧光灯管的出现为紫外线光疗提供了方便稳定的紫外线光源，大大推动了紫外线光疗在皮肤科领域的应用和普及。

地蒽酚也称二羟蒽酚，是强还原剂，它可夺取组织氧使表皮细胞不能利用，从而抑制了细胞增殖，在维生素 D_3 衍生物问世前，国外常将其作为治疗牛皮癣的首选药物。1953 年，英格拉姆将地蒽酚糊剂外用与照射 UVB 结合治疗银屑病并取得了较好效果。该疗法已被连续使用了半个世纪。

应用光敏剂结合紫外线照射引起的光化学反应来治疗疾病的方法称为光化学疗法。1947 年出现的口服或外用光敏剂补骨脂素联合 UVA 照射的方法，简称为补骨脂素长波紫外线（PUVA）光疗，是最常用的光化学疗法。1975 年，PUVA 方法开始用于治疗银屑病、白癜风等。自从 1982 年得到美国食品和药物管理局的临床验证以后，PUVA 已经成为难治性银屑病的重要治疗手段。但 PUVA 也存在不良反应，主要有以下几个方面，包括：色素沉着、皮肤老化、皮肤疼痛、硬皮病样皮肤改变、痤疮样损害、多毛、白内障、严重光毒反应、皮肤癌等。

1980 年范韦尔登等在研究 UVA、UVB、UVC 治疗银屑病的疗效后提出，波长 311 nm 的 UVB 是最有效的。荷兰飞利浦公司利用这些研究结果于 1984 年生产出 TL－01 荧光灯，它发射出波长 311～312 nm 的窄谱中波紫外线（NB－UVB）。NB－UVB 穿透性强，不易灼伤皮肤，降低了致癌性，可显著提高 UVB 光疗的疗效和安全性。近年来，NB－UVB 已广泛应用于银屑病、脓疱病、光敏性皮病、扁平苔藓、玫瑰糠疹、皮肤瘙痒症和脂溢性皮炎等的治疗。

与 PUVA 治疗银屑病相比，NB－UVB 最主要的优点是使用方便（皮肤癌发生的危险性小），比 PUVA 更简单、更安全、更节省、患者耐受性更好。但由于 PUVA 治疗银屑病的疗效比 NB－UVB 要好且缓解期更长，故对严重和顽固的银屑病患者或位于四肢的顽固性皮损，仍需要用 PUVA 治疗。

UVA1（340～400 nm）也是近些年被发现的新的治疗皮肤病的光谱，UVA1 光疗与宽谱 UVA 光疗相比不仅能提高疗效，还可应用于一些过去难以用光疗治疗的疾病，如结缔组织病等。UVA1 目前建议是在 PUVA 和 UVB 光疗不能耐受或疗效不显著的时候选用，并要进行长期的随访，但其具有深穿透性和极少的不良反应，随着临床上大规模对照试验的开展，UVA1 将会逐渐成为治疗光敏性皮肤病的一种普遍选择。

多年来，紫外线光疗为无数的皮肤病患者解除了痛苦，其疗效是毋庸置疑的。然而紫外线的作用并不仅仅局限于治疗疾病，它还可以用来诊断疾病，从而起到早期防治疾病的作用。

4.2.5 小结与展望

近年来，我国的皮肤病患者不断增加，但传统的药物疗法因治疗时间长、不良反应大、易复发等缺点不被人们接受。临床研究表明，紫外线疗法对银屑病、白癜风、顽固性湿疹、玫瑰糠疹、皮肤瘙痒症等皮肤病有显著疗效。从 PUVA、宽谱紫外线疗法到现在临床广泛应用的 NB－UVB、UVA1 疗法，皮肤科的光治疗学经历了很大发展，目前紫外线光疗已成为皮肤科治疗学中的重要手段之一。

此外，人们利用紫外线衍生出来的诊断技术：Wood 灯、MED 测定、光激发试验、光斑贴试验等显著提高了皮肤科医师对一些疑难疾病的诊断水平，做到了早诊断、早治疗，减轻了患者的痛苦及经济负担。

但目前的紫外线技术仍有不足，即便是目前广泛应用的 NB－UVB 疗法也存在不良反应：可产生红斑，且比 PUVA 的发生率高，有烧灼感，如辐射过量则同其他紫外线一样，可灼伤皮肤，且灼伤更严重，持续时间更长。因此，人们正在进一步探讨、发明新的紫外线诊断与治疗手段，使紫外线技术更加有效、更加方便和安全。科学探索的道路从来都不是一帆风顺的，但是只要我们坚持梦想、不懈努力，最终会实现梦想，为医学事业的发展添砖加瓦，为人类的健康贡献力量。

4.3 医学激光——一种神奇的光

4.3.1 激光的产生及发展

激光，相信大家都有所耳闻。我们可能听说过甚至体验过激光祛斑或者激光美容。那么到底什么是激光呢？它和其他光有什么区别呢？

皮肤是人体最大的器官。一个人从出生到老去，总会遇到一种或者几种皮肤问题。比如我们常说的“雀斑”，其实就是一种皮肤疾病表现。通常我们会想到用激光去治疗“雀斑”。那么激光是通过什么原理来治疗疾病的呢？还有哪些皮肤疾病适合利用激光治疗呢？与传统治疗方法比较，激光有什么优势，又有什么需要注意的呢？

只有了解了激光，我们在选择治疗疾病的方法时才会更理性，而不会盲目趋从。

首先让我们一起了解激光的发现、产生和在日常生活中的应用。

激光是20世纪以来，继原子能、计算机、半导体之后，人类的又一重大发明，被称为“最快的刀”“最准的尺”“最亮的光”。激光是在一种物理现象中产生的。然而在自然界中，由于物质运动的平衡及规律，自然产生的激光很少。人们根据自己的需要，利用相应的物理原理及技术制造出大量的激光，用于人类生产及生活。所以说激光是在有理论准备和生产实践迫切需要的背景下应运而生的，并导致一些新兴产业的出现，像激光矫视、激光美容、激光武器、激光唱片、光纤通信、CD、DVD等都利用了激光技术。

激光的发现经历了几十年的历程。

1916年，著名的美国物理学家爱因斯坦提出了受激辐射的激光原理。

1958年，美国科学家肖洛和汤斯发现了一种神奇的现象：当他们将氖光灯泡所发射的光照在一种稀土晶体上时，晶体就会发出鲜艳的、始终会聚在一起的强光。根据这一现象，他们提出了“激光原理”，即物质在受到与其分子固有振荡频率相同的能量激发时，便会产生这种不发散的强光——激光。他们为此发表了重要论文，并获得1964年的诺贝尔物理学奖。

1960年，美国科学家梅曼获得人类有史以来的第一束激光，并宣布世界上第一台激光器诞生。他们利用一个高强闪光灯管，来激发红宝石。当红宝石受到刺激时，就会产生一条相当集中的纤细红色光柱，当它射向某一点时，可使其达到比太阳表面还高的温度。

1961年，激光首次在外科手术中用于杀灭视网膜肿瘤。

1974年，第一个超市条形码扫描器出现。

1991年，第一次用激光治疗近视。

此后，激光技术相关产业在全球范围内获得了快速发展。

4.3.2 激光的特点

激光的特点之一是亮度极高。在日常生活中，我们认为太阳光是非常亮的，我们的眼睛甚至不敢直视太阳，但一台红宝石激光器发出的激光却比太阳还亮200亿倍。所以，如果我们的眼睛在没有防护措施下触及激光，会导致非常严重的后果，甚至失明。激光比太阳还亮，并不是因为它的总能量比太阳大，而是由于它的能量及作用范围非常集中。例如，一束红宝石激光能穿透一张一定厚度的钢板，但总能量却不足以煮熟一个鸡蛋。激光的能量非常密集，使得它具有独特的能量。例如国外有一种红宝石袖珍式激光枪，它能在距人几米之外烧毁衣服、烧穿皮肉，且无声响，在不知不觉中致人死命。

激光的颜色单一。在日常生活中，我们看到太阳光，可能认为太阳光就一种颜色。其实，我们看到的太阳光只是太阳辐射出的光的一种，而且它是从红色到紫色共7种颜色组成的。每种激光的颜色非常单一，用“极纯”一词来形容它，一点也不为过。

不同的激光有不同的颜色。它的颜色取决于被刺激后产生激光的那种材料。例如刺激红宝石就能产生深玫瑰色的激光，可应用于医学领域。氩气能够产生蓝绿色的激光束，用于印刷及显微眼科手术等。

激光有如此的威力及优势，给我们的生活带来很多好处和便利。但是任何物质都有利有弊，合理应用才会利益最大化。我们不得不提到激光会对我们的身体带来的伤害。在激光的伤害中，以眼睛的伤害最为严重。强度高的激光可直接穿过眼内容物聚集在视网膜上，使得视网膜局部温度瞬间升高几千倍甚至几万倍，视神经细胞直接变性坏死，造成永久性失明。

了解了激光的来源、特点及其在日常生活中的应用及注意事项，下面我们对激光在皮肤病领域的应用做相关介绍。皮肤是人体最大的器官，有可能出现各种各样的问题，加之皮肤在人体表面，更加受到人们的重视。

激光的种类虽然很多，但应用于皮肤疾病治疗及美容中的激光仅有十几种，如超脉冲 CO_2 激光，红宝石激光，铒激光等。随着激光技术的不断发展，激光在皮肤疾病治疗中得到广泛应用，并显示出其他方法不具备的优点。

激光手术有传统手术无法比拟的优越性。激光手术不需要住院治疗，术中不出血或出血轻微，创伤轻，无瘢痕或轻微瘢痕。在一些特殊疾病如尖锐湿疣的治疗中，因为发病部位的特殊性（外阴）及皮损特点（多发性，往往较大），以及手术治疗后形成的瘢痕对患者生活可能造成的困扰，激光治疗往往作为首选的治疗方法。近年来兴起的ALA 光动力疗法，使得尖锐湿疣的治疗更为彻底，大大降低了复发率。

4.3.3 激光治疗色素性皮肤病

因遗传、环境及年龄等因素的影响，人体会产生多种皮肤色素异常性疾病，如太田痣、蒙古斑、雀斑、黄褐斑、黑子等。对于这类疾病以往多采用外科手术切除，该方法治疗后常有不同程度的瘢痕形成。对于发生在面部的色素异常，手术切除后形成的瘢痕会严重影响美观。甚至一些面积较大的皮损，比如色素性毛表皮痣等，较大的手术切口可能需要植皮才能保持局部皮肤的相对完好。而激光技术的应用克服了上述缺点。激光治疗有痛苦轻、疗效确切、术后护理要求低及无瘢痕形成等优点，是目前治疗皮肤色素异常症高效、安全的方法。其原理是用一定能量密度、频倍、波长的激光照射病变部位，在不影响正常组织的情况下，使色素颗粒在瞬间吸收极高的激光能量后迅速膨胀、碎裂，形成更小的碎片，随后碎片被体内的吞噬细胞清除并排出体外。

当然，选择合适的激光才是治疗色素异常的关键。最初应用氩离子激光治疗皮肤色素异常症，虽优于手术疗法，但剂量掌握不好也会遗留瘢痕。而调 Q－开关激光器的研制发明解决了上述难题。红宝石激光主要针对黑色及咖啡色色素，所以对颜色较深的色素斑或咖啡斑的治疗效果较好。

激光去斑的效果取决于仪器和医生操作技巧。另外，每个人的肤质不同，对激光治疗的反应及适应程度不同，必须要根据每个人的具体情况实施治疗。

4.3.4 激光治疗皮肤血管性疾病

皮肤血管性疾病包括血管瘤、鲜红斑痣、毛细血管畸形、毛细血管扩张症等。激光治疗皮肤血管性疾病的主要机制是“热凝效应”，病变部位血管中的血红蛋白选择性吸收一定波长的激光后产生热效应，血管收缩凝固闭塞，并导致局部缺氧，使病变的血管及组织逐渐消退，从而达到治疗目的。它具有高度精确性与安全性，不会影响周围邻近组织，并逐渐取代了以往的治疗方法。

4.3.5 激光治疗皮肤良性新生物

对一些良性皮肤疾病，如软纤维瘤、脂溢性角化、寻常疣、尖锐湿疣等，激光治疗都是常用的治疗手段。病变部位的组织细胞吸收特定波长的激光，在局部瞬间聚集巨大的热量破坏目标组织，达到治疗目的。

4.3.6 激光嫩肤

皱纹产生的主要原因是皮肤胶原蛋白减少，真皮层变薄。以往多采用机械磨消换肤法和化学脱皮换肤法等消除面部皱纹。这些方法的不足之处在于术中难以准确掌握治疗深度，出血较多，术后有较明显的色素沉着。而合理设计的激光可以通过皮肤中的黑色素、血红蛋白，尤其是水吸收激光释放的能量，产生光热效应使之转化为热量，从而激活真皮中成纤维细胞等各种基质细胞产生新生的胶原蛋白、弹性蛋白及各种细胞间基质，并发生组织重构，就像是给慵懒的皮肤做运动一样，使其通过锻炼而重新焕发年轻活力。数次治疗之后的皮肤含水量及弹性增加，质地改善，细小皱纹减少。

4.3.7 激光去除文身

在我们周围经常可以看到一些人，尤其是年轻人，由于各种原因，在身上文各种各样的图案和颜色。这种外来的色素颜料种植于皮肤内，可能会引起较严重的炎症反应，导致文身失败。这时，我们必须把这些色素颜料去除。常用的去除文身方法有手术切除术、冷冻、化学剥脱及皮肤磨消术等。这些方法在术后有不同程度的瘢痕形成。目前激光术已成为祛除文身的有效方法。

4.3.8 激光脱毛

激光脱毛是目前最安全且快捷、永久的脱毛技术。激光脱毛利用了激光的“选择性光热效应”，用调节到特定波长的激光穿过表皮，直接照射毛囊。毛囊、毛干的黑色素选择性地吸收光能，由此产生的热效应使毛囊坏死，毛发便不再生长。由于毛囊吸热坏死的过程不可逆，因此，激光脱毛能够达到永久的脱毛效果。激光脱毛适用于所有部位深色和浅色的毛发，但对白色的毛发无效。有很多人担心汗液是通过毛孔排出来的，因此激光脱毛后会不会影响排汗？激光只对毛囊内的黑色素发生作用，而汗腺内并无黑色素故不会吸收激光并损伤汗腺，因此激光脱毛后不会影响排汗。激光脱毛可能需要一至几次治疗，取决于个人敏感性、处于生长期毛发数量等。

另外，其他一些皮肤问题如痤疮、疤痕、凹坑、毛孔粗大等，也可以选择激光治疗。病变部位的组织细胞吸收特定的激光而被消除。例如，对痤疮患者，尤其是中重度痤疮患者，我们可采用红蓝光照射。这种红蓝光可杀灭皮肤中的丙酸痤疮杆菌（引起痤疮的主要元凶），促进局部炎症修复，愈合后瘢痕形成较少。

总之，激光以其独特的特点及优势，在皮肤病领域得到了广泛的应用。随着相关技术的不断进步，我们相信激光会在将来给我们带来更大的好处。

相信在了解了以上内容后，我们感觉激光已经没那么陌生及高深莫测了。面对它，我们可以更理性、更合理地选择它、利用它，做到自身利益最大化。

4.4 未来的办公室美容——光子嫩肤

4.4.1 从皮肤老化说起

皮肤暴露于体外，因而在老化中表现得最为明显，预防和延缓皮肤衰老已成为医学科学研究的热点之一。皮肤的老化分为两种，第一种是自然老化，随着年龄的增长，皮肤出现进行性衰老表现，当然每个个体的表现可能不同，一些人可能看上去比平均水平要年轻，或者显得更老。这种衰老可以理解为生理性的，主要由遗传因素和不可抗力因素（如重力、机体内分泌及免疫功能随机体的衰老的改变）引起的。随着老化，皮肤会出现皮肤变薄，弹力纤维和胶原纤维变性等现象，这些改变会发生在身体的所有部位的皮肤而不仅仅是曝光区皮肤。还有一种是由环境因素引起的外源性老化，日光中紫外线的长期反复照射是环境中影响皮肤老化的最重要因素，因此又称为光老化。

紫外线损害的慢性积累，造成暴露部位皮肤的老化，因而慢性日光照射加速了皮肤老化过程。与自然老化不同，这种老化主要局限在曝光部位。长期暴露于寒风、污染的环境中（如烟雾）的皮肤也会引起皮肤积累性的损伤，也是由于弹力纤维和胶原纤维的变性造成纤维蓬乱、无序排列、空隙加大引起的。自然老化和光老化不同，比如说，前者表皮萎缩变薄，但是后者表皮会出现不规则的增生。光老化尚有其他特点，如色素斑增多，毛细血管扩张，伴有各种良恶性皮肤增生病变。

面颊部毛细血管扩张引起的“红脸蛋”，天生的各色各样的胎记，青春期留下的痘坑，皮肤色泽的暗淡，这些问题似乎都不是病，因为它无任何远期不良后果，但却严重地影响面部美容，故为爱美人士的烦恼之事。现代女性对美的追求一刻也未停止，俗话说“一白遮三丑”，爱美人士都渴望肌肤白皙无瑕，永久地散发青春光彩。违背大自然规律的“青春永在”似乎是不可能的，但是通过对皮肤的保养，的确可以延缓衰老，使我们的皮肤“保鲜”时间更长，从而更长时间地保持年轻的容颜，有的甚至可以返老还童。

4.4.2 光子嫩肤的由来

不论在哪个时间点上，人类挖掘“美”的渴望和追求“美”的动力都是没有极限的。或许从人类吃得饱的那一刻起，就在思索如何才能“青春永在”。过去人们能想到的办法就是将不好的皮肤去掉，使其长出新的皮肤，将思路定位于“换肤”。它是指通过各种方法，人为地去除部分浅层皮肤，利用上皮组织可再生原理，通过组织的自愈功能使皮肤快速再生，创造出新的皮肤组织取代老的皮肤组织，同时刺激机体受损部位的正常皮肤重新生成胶原蛋白。最早出现的换扶技术是化学剥脱术，是将具有剥脱作用的化学涂剂均匀涂于治疗区域，使之立即发生角质层的分离和蛋白凝固，而使浅层皮肤在人为可控范围内发生部分坏死。

1905 年，德国医生克罗迈尔创造了现代磨皮换肤术，他在 1905 年首次报道了用圆柱刀锉平瘢痕、痤疮和色素异常等皮肤缺陷问题，因其对磨皮研究的卓越贡献，而享有“现代磨皮术之父”的美誉。磨皮术就是用物理器械的方法磨去真皮浅层皮肤，刺激皮肤再生。20 世纪 80 年代中期，在物理器械磨皮的基础上又发明出微晶换肤，它是用气泵把天然矿物“微晶体”高速喷出，冲击治疗区表面皮肤，使老化变质的表皮细胞脱落，并在表皮人工制造密集的微小创孔，刺激组织再生。在激光医学的众多分支学科中，激光美容医学是最引人注目的。它以 10 年作为一个台阶不断地向前发展。20 世纪 60 年代激光医学的基本理论研究大部分完成，70 年代进入临床试验阶段，80 年代学科形成，90 年代发展成熟。随着激光医学的发展，激光换肤应运而生。它主要通过吸收和散射作用于皮肤，以高精度的准确性去除坏死组织，从而产生新的光滑皮肤组织。强脉冲光（IPL）是激光医学的发展的附属产物。1990 年，哥尔德曼和埃克豪斯首次发明用一种高强度的光源治疗血管性疾病。1995 年 9 月美国食品和药物管理局首次批准强脉冲光治疗在临床上应用，限于治疗皮肤毛细血管扩张和腿部血管疾病。本世纪初，美国著名皮肤学专家、激光治疗师帕特里克·比特博士，在临床应用过程中率先发现强脉冲光治疗后，治疗区域的皮肤更加光洁。他对此现象很感兴趣，并进行了大量的研究，结果发现，强脉冲光不仅可以治疗皮肤毛细血管扩张，对年龄性和日光性皮肤老化、色素斑等有很好的治疗效果，同时还可以提高皮肤的弹性和细腻程度，恢复有活力的肌肤。之后一些国际知名皮肤美容专家也进行了相应的临床研究和应用，并将该治疗技术定义为“Photo rejuvenation”，译为“光子嫩肤”。

“photo rejuvenation”，就是光使皮肤返老还童的意思。这样说并不代表它就有返老还童的力量，但是用这种方式来说明足以显示光子嫩肤的技术非凡。在当时，利用强光进行嫩肤美容的光子嫩肤是一次技术革新。它作为一种全新的、高科技的皮肤美容项目，以令人瞩目的临床效果逐渐被人们所接受，在医疗美容领域引起了轰动，并迅速风靡全球，成为明星名媛的御用护肤法。她们纷纷飞往旧金山比特医生的诊所来接受这种神奇的治疗。

4.4.3　什么是脉冲强光及光子嫩肤

强脉冲光也称脉冲强光和强光，它属于非相干光，本质上仍属于普通光，是一种很柔和、有良好光热作用的光源。强光的产生原理非常简单，是以一种强度很高的光源（如氙灯等），经过聚焦和初步滤光后形成一束波长为400～1 200 nm的强光。医用强光是再在其前方放置一种特制的滤光片（滤光晶体），将低于某种波长的光滤掉，最后发出的光是一特殊波段的适合于皮肤疾患治疗的强光。

“光子嫩肤”中的“光子”指的就是强脉冲物质，强脉冲光相对单色的激光而言是彩光，因此，光子嫩肤又叫“彩光嫩肤”。光子嫩肤实际上就是利用强脉冲光对皮肤进行一种带有美容性质的非剥脱方式嫩肤治疗。它采用无创性疗法，通过低能量、较柔和的全光谱强光，直接作用于皮肤的异常色素基团，同时刺激胶原蛋白的增生。它的功能是消除和（或）减淡皮肤各种色素斑、增强皮肤的弹性，消除细小的皱纹、改善面部毛细血管扩张、改善面部毛孔粗大和皮肤粗糙，也能改善发黄的皮肤色彩等。

4.4.4　光子嫩肤的治疗原理

强光之所以可以去除皮肤上的各种瑕疵，最根本的作用机制是选择性的光热分解原理。由于病变组织内的色素团含量远远多于正常皮肤组织，其在吸收特定波长的脉冲光之后产生的升温温度也高于正常皮肤。利用它们的温差使病变血管封闭，色素破裂分解，而不损伤正常组织。

强光之所以可以恢复皮肤的弹性是利用强光的生物刺激作用——强脉冲光可以无损伤穿透皮肤，作用于皮肤后产生的光化学作用，使真皮层的胶原纤维和弹力纤维内部产生分子结构的化学变化，使其重新排列，进而恢复原有弹性，改善皮肤的色泽和光洁度。另外，强光产生的光热作用可增强血管组织功能，使循环改善，令皮肤皱纹消除或减轻、毛孔缩小。

4.4.5　光子嫩肤未来的发展

在过去的20年中，嫩肤技术经历了巨大的变革。最初采用化学剥脱法和磨削法，进而采用激光深层除皱。尽管这些方法有一定的疗效，但被治疗者为得到恢复往往需要停止工作很长时间。光子嫩肤相比其他嫩肤方法最主要的优势在于治疗过程简单，每次仅需 20 分钟。

目前光子嫩肤已得到广大学者普遍认可，有越来越多的患者接受了该种治疗，取得了较满意的效果。未来皮肤年轻化治疗的趋势要求皮肤损伤的最小化和效果的最大化。光子嫩肤与其他激光美容治疗相比，最大的优点是求美者不会感受到任何的疼痛感，完全是微创的治疗方法，一次治疗可同时改善多种皮肤问题，且术后副反应的发生率极小。人们在求美过程中不仅不影响工作，而且可以一次治疗解决皮肤多方面的问题。因此，它非常适合现代人快节奏的生活方式，将成为未来的办公室美容，在办公室的休息区域放一台光子嫩肤仪，人们在午休的片刻即可完成一次治疗，将帮助工作忙碌的求美者拥有白皙、鲜嫩的肌肤。此外，光子嫩肤作为皮肤保养的方法，治疗效果是相对较持久的，肌肤的一些小问题被解决后，一般不会复发。

目前，研究者还发现将光子嫩肤治疗和射频治疗或光动力治疗相结合，大大提高了治疗效率。此方面正在进行临床试验，相信在不久的将来会有新的复合型治疗仪出现，这将会满足更多爱美人士的需求。

我们无法选择疾病，我们无法阻止衰老。但是现代化的医学治疗技术，为我们提供了更多更好的治疗选择。无论是紫外线、医学激光还是光子嫩肤都以各自独特的特点及优势，在多种皮肤问题上发挥良好的治疗作用。

这些先进的医疗技术，让很多皮肤疾病患者重燃了希望。当然，我们在正视它们治疗优点的同时，也应该理性面对它们可能导致的不良反应。如紫外线照射，如果剂量和照射时间选用不当，可能会产生较严重的红斑、水肿，甚至皮肤灼伤。激光治疗亦存在一定的术后红斑期。随着科技的发展及进步，人们在不断发明并优化相关的技术及设备，使它们更加有效、安全和方便，在为我们带来最大利益的同时，将可能的不良反应降到最低。

相信随着科技的进步，这些技术会贴近我们每一个人，为我们每一个人带来福音。

5　明察秋毫的眼睛——影像技术

医学影像学是利用X线、电磁场、超声波等能量或成像媒介，研究人体组织器官的形态、结构、生理功能及病理变化，为临床诊断提供影像信息的一门应用学科，主要包括X线检查、计算机X线体层扫描成像（CT）、核磁共振成像（MRI）及超声检查等。由于医学影像能以非常直观的方式显示人体内部组织结构的形态和功能等，含有极其丰富的信息，医学影像学已成为当前医学研究或临床诊断中最为活跃的领域之一。

5.1　影像技术概述

1895年，德国科学家伦琴（图5－1）发现X线，并将其应用于医学，这是人类历史上第一次科学地利用成像技术，放射诊断学随之诞生。X线实际上是一种波长极短、能量很大的电磁波。X线具有穿透性，但人体组织间有密度和厚度的差异，当X线透过人体不同组织时，被吸收的程度不同，经过显像处理后即可得到不同的影像。由于X线图片简便、经济、安全，同时图像清晰，其应用日益广泛，目前已成为几乎所有医院必不可少的常规医学检查手段之一。

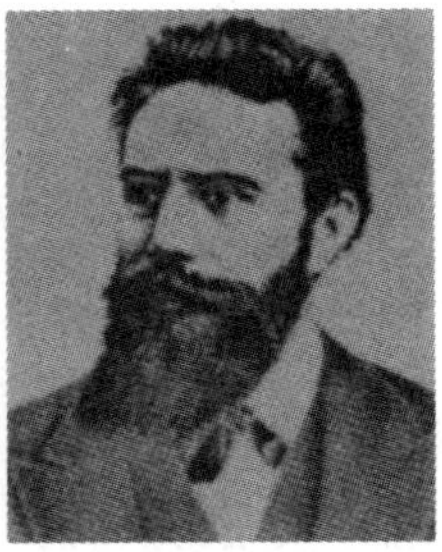

图5－1　伦琴

20世纪70年代，CT装置的问世引起科技界的极大震动，这被誉为自伦琴发现X射线以后，放射诊断学上最重要的成就。CT利用X线对人体某部一定厚度的层面进行扫描，不同组织器官对X线具有不同程度的衰减作用，接收处理信号形成CT图像。CT成像密度分辨率高，图像清晰，检查方便迅速，目前经过多次升级换代，其结构和功能日益完善。

MRI 成像是利用核磁共振原理实现影像重建的，利用原子核自旋运动的特点，在外加磁场内，经射频脉冲激发后产生共振信号，用探测器检测并经过处理转换在屏幕上显示图像。MRI 是一种对人体无创、无损的成像方式，提供的信息量大于其他已有的成像技术，能够反映出分子水平的人体生理、生化特性，因此对疾病的诊断具有很大的潜在优越性。

20 世纪 60 年代出现的超声成像技术也是常规医学影像检查手段之一，其主要原理是将超声波发射到人体内，不同组织和器官对超声波的反射能力不同，健康组织和病变组织的反射能力也不一样，将超声反射信息通过特殊的仪器接收处理后成像，医务人员通过超声波信息对疾病做出诊断。超声成像是真正无创、无损的影像学检查手段，具有信息量丰富、便于动态多次观察、分辨率高等优点。

医学成像技术日新月异，影像新技术不断涌现，这些技术都在相当程度上改变了临床医学的进程。需要说明的是，上述影像技术各有优缺点，互相补充且不能互相替代，本章节仅列举 X 线、CT、MRI 和超声检查的内容，管中窥豹，供大家学习参考。

5.2 神秘隐形的光线——X 线及成像技术

5.2.1 X 线的发现

1895 年 11 月 8 日，一个星期五的晚上，德国慕尼黑伍尔茨堡大学的整个校园静悄悄的，大家都回家度周末去了。但是还有一个房间的灯依然亮着。灯光下，一位年过半百的学者，是的，他就是我们后来都很熟悉的伦琴，凝视着一叠灰黑色的照相底片在发呆，仿佛陷入了沉思……

他在思索什么呢？原来，伦琴以前做过一次放电实验，为了确保实验的精确性，他事先用锡纸和硬纸板把各种实验器材都包裹得严严实实，并且用一个没有安装铝窗的阴极管让阴极射线透出。可是现在，他却惊奇地发现，对着阴极射线发射的一块涂有氰亚铂酸钡的屏幕（这个屏幕用于另外一个实验）发出了光，而放电管旁边这叠原本严密封闭的底片，现在也变成了灰黑色，这说明它们已经曝光了！

这个一般人很快就会忽略的现象，却引起了伦琴的注意，使他产生了浓厚的兴趣。他想，底片的变化，恰恰说明放电管放出了一种穿透力极强的新射线，它甚至能够穿透装底片的袋子！一定要好好研究一下。不过，既然目前还不知道它是什么射线，于是取名“X 线”。于是，这位学者开始了对这种神秘的“X 线”的研究。

他先把一个涂有磷光物质的屏幕放在放电管附近，结果发现屏幕马上发出了亮光。接着，他尝试着拿一些平时不透光的较轻的物质，比如书本、橡皮板和木板，放到放电管和屏幕之间去挡那束看不见的神秘射线，可是什么也不能把它挡住，在屏幕上几乎看不到任何阴影，它甚至能够轻而易举地穿透 15 毫米厚的铝板！直到他把一块厚厚的金属板放在放电管与屏幕之间，屏幕上才出现了金属板的阴影。

看来这种射线还是没有能力穿透太厚的物质。实验还发现，只有铅板和铂板才能使屏幕不发光，当阴极管被接通时，放在旁边的照相底片也将被感光，即使用厚厚的黑纸将底片包起来也无济于事。接下来更为神奇的现象发生了，一天晚上伦琴很晚也没回家，他的妻子来实验室看他，于是他的妻子便成了在那不明辐射作用下在照相底片上留下痕迹的第一人。

5.2.2 X 线的发展

X 线是 19 世纪末 20 世纪初物理学的三大发现（X 线发现于 1895 年，放射线发现于 1896 年，电子发现于 1897 年）之一，这一发现标志着现代物理学的产生。

自伦琴发现 X 线后，许多物理学家都在积极地研究和探索，1905 年和 1909 年，巴克拉曾先后发现 X 线的偏振现象，但对 X 线究竟是一种电磁波还是微粒辐射，仍不清楚。1912 年德国物理学家劳厄发现了 X 线通过晶体时产生衍射现象，证明了 X 线的波动性和晶体内部结构的周期性，发表了《X 线的干涉现象》一文。

劳厄的文章发表不久，就引起英国布拉格父子的关注，当时老布拉格

（W. H. Bragg）已是利兹大学的物理学教授，而小布拉格（W. L. Bragg）则刚从剑桥大学毕业，在卡文迪许实验室。由于都是 X 线微粒论者，两人都试图用 X 线的微粒理论来解释劳厄的照片，但他们的尝试未能取得成功。

年轻的小布拉格经过反复研究，成功地解释了劳厄的实验事实。他以更简洁的方式，清楚地解释了 X 线晶体衍射的形成，并提出了著名的布拉格公式。这一结果不仅证明了小布拉格的解释的正确性，更重要的是证明了 X 线能够用来获取关于晶体结构的信息。

1912 年 11 月，年仅 22 岁的小布拉格以《晶体对短波长电磁波的衍射》为题向剑桥哲学学会报告了上述研究结果。老布拉格则于 1913 年元月设计出第一台 X 线分光计，并利用这台仪器，发现了特征 X 线。小布拉格在用特征 X 线分析了一些碱金属卤化物的晶体结构之后，与其父亲合作，成功地测定出了金刚石的晶体结构，并用劳厄法进行了验证。金刚石结构的测定完美地证明了化学家长期以来认为的碳原子的四个键按正四面体形状排列的结论。这对尚处于新生阶段的 X 线晶体学来说是一个非常重要的事件，它充分显示了 X 线衍射用于分析晶体结构的有效性，使其开始为物理学家和化学家普遍接受。

5.2.3 X 线的成像原理

前面已讲，X 线是德国物理学家伦琴于 1895 年 11 月 8 日发现的。当时由于不清楚这种肉眼看不见的射线本质，故称为 X 线。1896 年 1 月 23 日，伦琴在法国物理学大会上宣布了这一发现，并展示了用这种射线拍摄的第一张手的照片。以后不久，X 线就应用于临床，并逐渐成为一种重要的临床诊疗手段。由于 X 线具有穿透性、荧光效应和摄影效应，所以 X 线诊断又称为放射诊断。放射诊断还包括 CT 诊断和 MRI 诊断。

真空管内高速行进的电子流轰击钨靶时即产生 X 线。X 线有以下特点：波长很短，为肉眼不可见的光线；具有穿透性，医学上可用来检查人体，工业上可用于进行对工业产品探伤，交通或安全部门可用于检查旅客的行李；还可使胶片感光，因此可摄取 X 光照片；X 线的荧光作用可用于透视等，即发射 X 线直接照射人体，由于穿过人体（人体各种组织成分不同）后的 X 线量的不同衰减，使得作为接受照射的胶片感光产生差异，就形成黑白不同的照片影像，如果穿过人体的射线由荧光屏接收，就形成透视下的影像。

人体不同的组织根据 X 线的穿透力也不同，一般分为三部分：骨或含钙化的组织，X 线最不易穿透（照片上呈高密度，为白影）；肌肉、液体、软组织脏器次之（呈中等密度，为灰影）；脂肪和空气易穿透（呈低密度，为黑影）。相似的组织的薄厚不同也可造成密度的差异。因此，密度间差异大的组织、器官就为 X 线检查提供了很好的自然条件，如胸部检查、骨骼检查。对于密度相似的腹部检查就无能为力，有些脏器如胃肠道则采用向腔内引入（口服或灌注）造影剂（或称对比剂）的方法进行检查，称为“造影”。

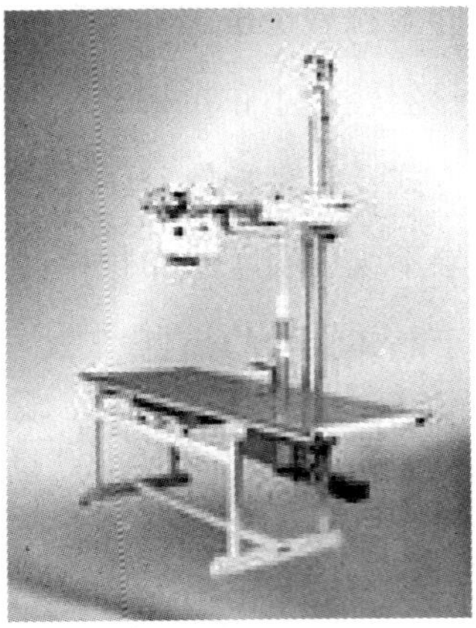

图 5－2　医用 X 光机

5.2.4　X 线检查的图像特点

X 线检查技术是最早应用于临床进行影像诊断的检查手段。X 线图片属于重叠性的二维影像，比如胸片中，前、中、后的胸壁和肋骨及肺都重叠投影在图像上。X 线图片密度分辨能力较低，对于密度（黑白）相差较小的病变不敏感。X 线图片反映的组织及其病理变化的信息不全面，如胃肠道造影只能观察腔内的病变，腔外病变存在与否及程度不能看到。骨关节或脊柱的 X 线图片只能观察到骨，而软骨（如椎间盘、半月板）、肌肉、韧带、脊髓等则不能看到。尽管如此，由于 X 线检查简便、经济、安全，同时图像清晰，目前仍是影像检查中使用最多、最基本的方法。

5.2.5　X 线检查方法

透视检查主要应用于胸部检查、胃肠道造影或血管造影时的实时观察、骨折整复等。由于检查时间较长，接受的辐射相对较多。因此，一般的胸部透视已被 X 线照像取代。

X线照像有两种方式。一种是直接将检查部位摄照到胶片上面，目前使用较多的为胸部、四肢骨与关节、脊椎骨、乳腺（需要专用设备）、牙及牙槽骨以及腹部平片等（图5－3～5－6）。另一种方式是用于记录下透视中的图像，比如胃肠造影、结肠造影、T管造影、大剂量静脉肾盂造影。

将上述传统的X线技术数字化，可使X线图像密度分辨率提高，同时可以对图像做后处理，进行图像的编辑和传输等。因此，出现了数字X线摄影（DR）和计算机X线摄影（CR）技术，这种对于X线技术的现代化改良，不仅提高了图像质量，方便了图像的编辑管理，更重要的是减少了病人接受辐射的剂量。

需要指出，X线检查手段是医学影像检查和诊断的传统方法，随着其他影像检查手段的问世和开发，一些方面已经或正在为其他检查手段所替代。但是，有些检查仍然具有很大的临床使用价值，如骨关节检查、肺部检查、胃肠道检查等。

在女性怀孕期间，禁止进行X线检查，以避免卵细胞或受精卵受到损伤，而引起胚胎发育不良，造成胎儿出生后先天异常、畸形、智力低下、肢体缺损等。

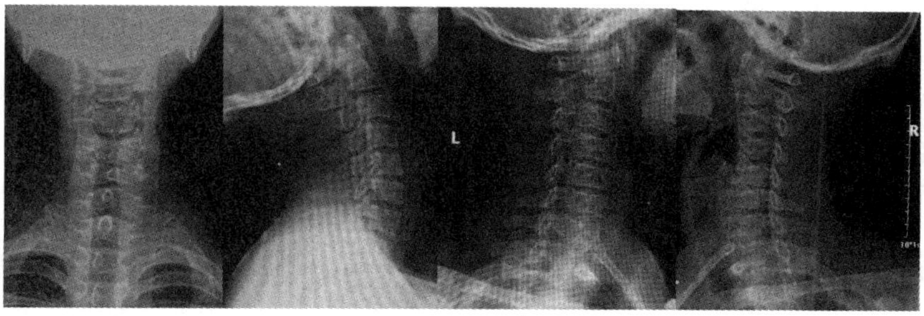

图5－3　颈椎正、侧、双斜位

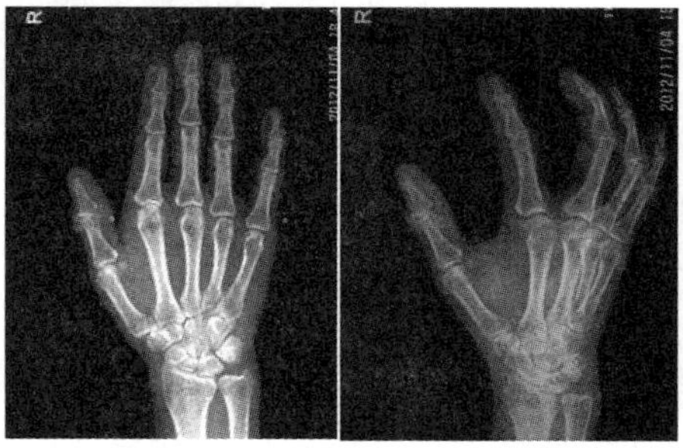

图5－4　手正斜位

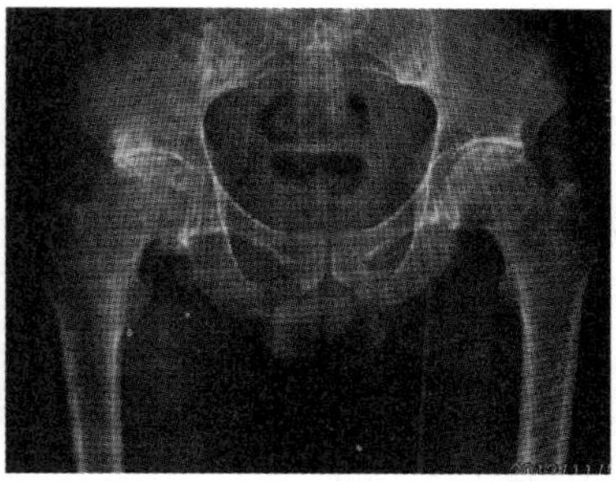

图5－5　骨盆正位

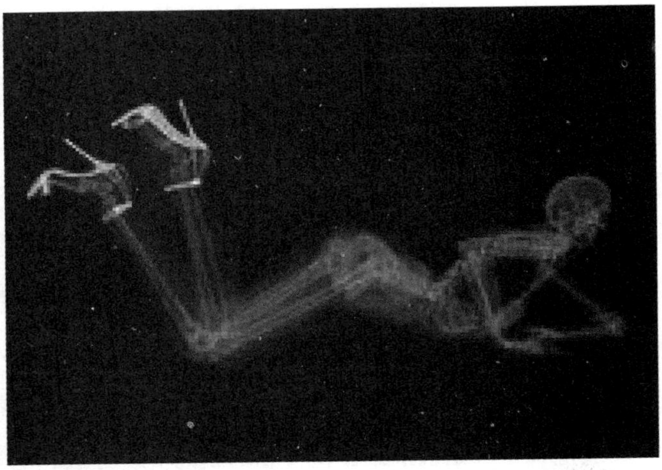

图5－6　人体X光片

5.3　CT

5.3.1　CT的发展史

为了使医生可以更清晰地对人体内脏器官的病灶和症状进行观察，更好地对症下药，迅速、彻底地解除病人的痛楚，世界各国的科学家孜孜不倦地对医疗影像技术进行着研究和改进。20世纪70年代中期，电子计算机的应用为医疗影像技术带来了第一次革命性的创新，结合了电子计算机技术的第一台医疗影像设备——CT扫描仪（图5－7）诞生了。

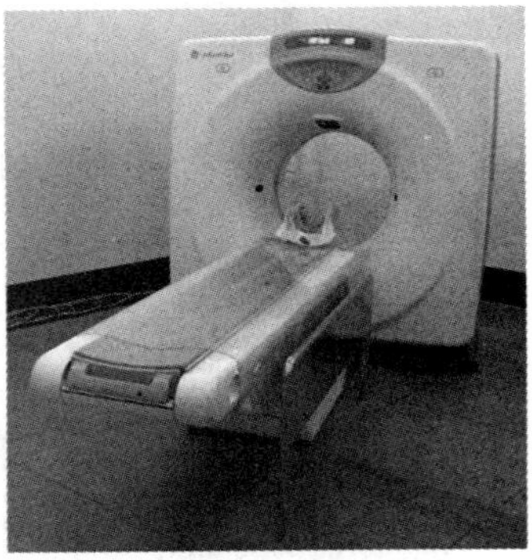

图5－7　CT

CT是一种功能齐全的病情探测仪器，它是电子计算机X线断层扫描技术的简称。自从X线发现后，医学上就开始用它来探测人体疾病。但是，由于人体内有些器官对X线的吸收差别极小，因此X线对那些前后重叠的组织的病变就难以发现。于是，美国与英国的科学家开始寻找一种新的手段来弥补用X线检查人体病变的不足。

1963 年，美国物理学家科马克发现人体不同的组织对 X 线的透过率有所不同，在研究中还得出了一些有关的计算公式，这些公式为后来 CT 的应用奠定了理论基础。

1967 年，英国电子工程师亨斯费尔德在并不了解科马克研究成果的情况下，也开始了开发一种新技术的工作。他首先研究了模式的识别，然后制作了一台能加强 X 线放射源的简单的扫描装置，即后来的 CT，用于对人的头部进行试验性扫描测量。后来，他又用这种装置去测量全身，获得了同样的效果。

1971 年 9 月，亨斯费尔德又与一位神经放射学家合作，在伦敦郊外一家医院安装了他设计制造的这种装置，开始用于头部检查。10 月 4 日，医院用该装置检查了第一个病人。患者在完全清醒的情况下朝天仰卧，X 线管装在患者的上方，绕检查部位转动，同时在患者下方装一计数器，使人体各部位对 X 线吸收的多少反映在计数器上，再经过电子计算机的处理，使人体各部位的图像从荧屏上显示出来。这次试验非常成功。

1972 年 4 月，亨斯费尔德在英国放射学年会上首次公布了这一结果，正式宣告了 CT 的诞生。这一消息引起科技界的极大震动，CT 的研制成功被誉为自伦琴发现 X 线以后，放射诊断学上最重要的成就。因此，亨斯费尔德和科马克共同获得 1979 年诺贝尔生理学或医学奖。而今，CT 已广泛运用于医疗诊断的各个领域。

5.3.2 CT 成像的基本原理

CT 是用 X 线对人体某部一定厚度的层面进行扫描，由探测器接收透过该层面的 X 线，转变为可见光后，由光电转换变为电信号，再经模拟/数字转换器（analog/digital converter）转为数字，输入计算机处理。图像形成的处理有如对选定层面分成若干个体积相同的长方体，称之为体素（voxel）。扫描所得信息经计算而获得每个体素的 X 线衰减系数或吸收系数，再排列成矩阵，即数字矩阵（digital matrix）。数字矩阵可存储于光盘中。经模拟/数字转换器把数字矩阵中的每个数字转为由黑到白不等灰度的小方块，即像素（pixel），并按矩阵排列，即构成 CT 图像。所以，CT 图像是重建图像。每个体素的 X 线吸收系数可以通过不同的数学方法算出。

5.3.3 CT 设备构成

CT 设备主要有以下三部分：扫描部分由 X 线管、探测器和扫描架组成；计算机系统负责将扫描收集到的信息数据进行存储运算；图像显示和存储系统负责将经计算机处理、重建的图像显示在屏幕上或用多幅照相机中激光照相机将图像摄下。

扫描部分有几种不同的扫描方式。探测器也从原始的 1 个发展到现在的多达 4800 个。扫描方式也从平移/旋转、旋转/旋转、旋转/固定，发展到新近开发的螺旋 CT 扫描。现在的计算机容量大、运算快，可立即重建图像。由于扫描时间短，可避免运动（如呼吸运动）的干扰，提高图像质量；而且层面是连续的，所以不致于漏掉病变，而且可行三维重建。注射造影剂做血管造影可得 CT 血管造影。超高速 CT 扫描所用扫描方式与其他方式完全不同，扫描时间可达到 40 毫秒以下，每秒可获得多帧图像，由于扫描时间很短，可摄得电影图像，能避免运动所造成的伪影，因此，适用于心血管造影检查以及小儿和急性创伤等不能很好合作的患者的检查。

5.3.4 CT 的主要用途

自从 CT 被发明后，已经变成一个医学影像重要的工具，虽然价格昂贵，医用 X－CT 至今依然是诊断多种疾病的黄金准则。现代工业的发展，使得 CT 在无损检测和逆向工程中发挥着重大的作用。另外，CT 还用于安保检测、航空运输、港湾运输、大型货物集装箱案件装置等。

5.3.5 CT 图像的特点

CT 图像是由一定数目由黑到白不同灰度的像素按矩阵排列所构成。这些像素反映的是相应体素的 X 线吸收系数。不同 CT 装置所得图像的像素大小及数目不同。大小可以是 1 毫米 ×1 毫米，或 0.5 毫米 ×0.5 毫米不等；数目可以是 256 ×256，或 512 ×512 不等。显然，像素越小，数目越多，构成的图像越细致，即空间分辨力越高。CT 图像的空间分辨力不如 X 线图像。

CT 图像是以不同的灰度来表示，反映器官和组织对 X 线的吸收程度。因此，与 X 线图像所示的黑白影像一样，黑影表示低吸收区，即低密度区，如肺部；白影表示高吸收区，即高密度区，如骨骼。但是 CT 图线与 X 线图像相比，密度分辨力高，即有高的密度分辨力。因此，人体软组织的密度差别虽小，吸收系数虽多接近于水，也能形成对比而成像，CT 可以更好地显示由软组织构成的器官，如脑、脊髓、纵隔、肺、肝、胆、胰以及盆部器官等，并在良好的解剖图像背景上显示出病变的影像。这是 CT 的突出优点。

X 线图像可反映正常与病变组织的密度，如高密度和低密度，但没有量的概念。CT 图像不仅以不同灰度显示其密度的高低，还可用组织对 X 线的吸收系数说明其密度高低的程度，具有量的概念。实际工作中，一般不用吸收系数，而将其换算成 CT 值，用 CT 值说明密度，单位为 Hu（Hounsfield unit）。水的吸收系数为 10，CT 值定为 0 Hu。人体中密度最高的骨皮质吸收系数最高，CT 值定为 1 000Hu，而空气密度最低，定为 -1 000 Hu。人体中密度不同的各种组织的 CT 值则居于 -1 000 ~1 000 Hu 的 2000 个分度之间。CT 值的使用，使在描述某一组织影像的密度时，不仅可用高密度或低密度形容，且可用它们的 CT 值来说明密度高低的程度。

（1）CT 图像是层面图像，常用的是横断面。为了显示整个器官，需要多个连续的层面图像。通过 CT 设备上图像的重建程序的使用，还可重建冠状面和矢状面的层面图像。

5.3.6 CT 诊断的临床应用

CT 诊断由于它的特殊诊断价值，已广泛应用于临床。但 CT 设备比较昂贵，检查费用偏高，对于某些部位的检查，其诊断价值尤其是定性诊断，还不能完全体现。所以不宜将 CT 检查视为常规诊断手段，应在了解其优势的基础上，合理地选择应用。CT 诊断应用于各系统疾病有以下特点及优势。

CT 检查对中枢神经系统疾病的诊断价值较高，应用普遍。对颅内肿瘤、脓肿与肉芽肿、寄生虫病、外伤性血肿与脑损伤、脑梗死与脑出血，以及椎管内肿瘤与椎间盘突出等病诊断效果好，诊断较为可靠。因此，脑的X线造影除脑血管造影仍用于诊断颅内动脉瘤、血管发育异常和脑血管闭塞以及了解脑瘤的供血动脉以外，其他如气脑、脑室造影等均已少用。螺旋CT扫描，可以获得比较精细和清晰的血管重建图像，即CTA，而且可以做到三维实时显示，有希望取代常规的脑血管造影。

（2）CT对头颈部疾病的诊断也很有价值，如眶内占位病变、鼻窦早期癌、中耳小胆脂瘤、听骨破坏与脱位、内耳骨迷路的轻微破坏、耳先天发育异常以及鼻咽癌的早期发现等。但明显病变X线平片已可确诊，无须CT检查。

（3）对胸部疾病的诊断，CT检查随着高分辨力CT的应用，日益显示出它的优越性。通常采用造影增强扫描以明确纵隔和肺门有无肿块或淋巴结增大，支气管有无狭窄或阻塞，对原发性和转移性纵隔肿瘤、淋巴结结核、中心型肺癌等的诊断，均很有帮助。肺内间质、实质性病变也可以得到较好的显示。CT对平片检查较难显示的部分，如同心、大血管重叠病变的显示，更具有优越性。对胸膜、膈、胸壁病变，也可清楚显示。

（4）心及大血管的CT检查，尤其是后者，具有重要意义。心脏方面主要是心包病变的诊断，心腔及心壁的显示。由于扫描时间一般长于心动周期，影响图像的清晰度，诊断价值有限。但冠状动脉和心瓣膜的钙化、大血管壁的钙化及动脉瘤改变等，CT检查可以很好显示。

（5）腹部CT检查应用日益广泛，主要用于肝、胆、胰、脾、腹膜腔及腹膜后间隙以及泌尿和生殖系统的疾病诊断，尤其是占位性、炎症性和外伤性病变等。胃肠病变向腔外侵犯以及邻近和远处转移等，CT检查也有很大价值（图5－8）。当然，胃肠管腔内病变情况主要仍依赖于钡剂造影和内镜检查及病理活检。

（6）骨关节疾病CT检查可以清楚显示骨质结构改变情况，并通过三维重建，多方位显示骨骼的变化，在骨肿瘤、骨外伤的诊断中，具有不可替代的作用（图5－9）。

在观察分析时，应先了解扫描的技术条件，是平扫还是增强扫描，再对每帧CT图像进行观察。结合一系列多帧图像的观察，可立体地了解器官大小、形状

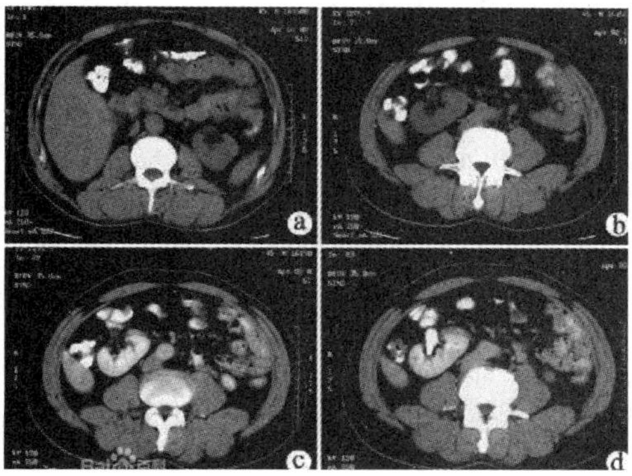

图 5－8 肝脏、肾脏 CT 平扫及增强扫描

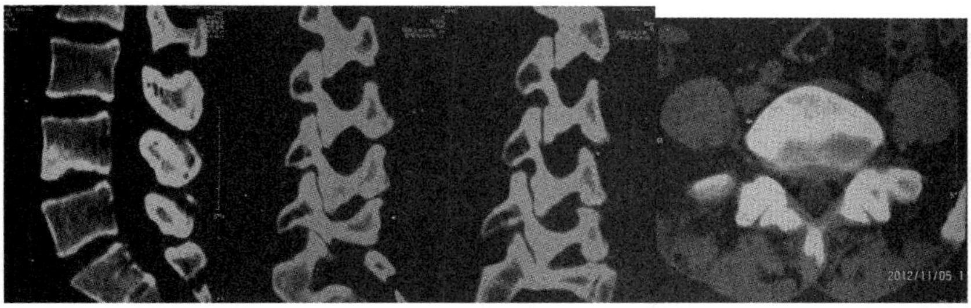

图 5－9 腰椎侧位及双斜位三维重建，轴位示：椎间盘突出

和器官间的解剖关系。病变在良好的解剖背景上显影是 CT 的特点，也是诊断的主要根据，但凡病变够大并同邻近组织有足够的密度差，即可显影。根据病变密度高于、低于或等于所在器官的密度而分为高密度、低密度或等密度病变。如果密度不均，有高有低，则为混杂密度病变。发现病变要分析病变的位置、大小、形状、数目和边缘，还可测定 CT 值以了解其密度的高低。如行造影增强扫描，则应分析病变有无密度上的变化，即有无强化。如病变密度不增高，则为不强化；密度增高，则为强化。强化程度不同，形式也有不同，可以是均匀强化，或不均匀强化，或只病变周边强化（环状强化）。对强化区行 CT 值测量，并与平扫的 CT 值比较，可了解强化的程度。此外，还要观察邻近器官和组织的受压、移位和浸润、破坏等。

综合分析器官大小、形状的变化，病变的表现，以及邻近器官受累情况，就有可能对病变的位置、大小与数目、范围以及病理性质做出判断。和其他成像技术一样，CT 诊断还需要与临床资料结合，并同其他影像诊断综合分析。

CT 在发现病变、确定病变位置及大小与数目方面是较敏感而可靠的，但对病理性质的诊断，也有一定的限制。

5.4 记录磁场下的舞步——磁共振成像

5.4.1 MRI 的发展

核磁共振成像（nuclear magnetic resonance imaging，NMRI），又称自旋成像（spin imaging），也称磁共振成像（magnetic resonance lmaging，MRI），台湾又称磁振造影，香港又称磁力共振成像，是利用核磁共振（nuclear magnetic resonance，NMR）原理，依据所释放的能量在物质内部不同结构环境中不同的衰减，通过外加梯度磁场检测所发射出的电磁波，即可得知构成这一物体的原子核位置和种类，据此可以绘制出物体内部的结构图像（图 5－10）。

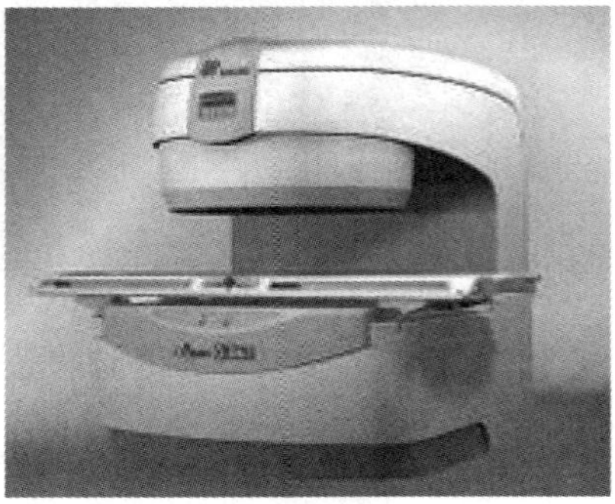

图 5－10　MRI 扫描机器

核磁共振是一种物理现象，作为一种分析手段广泛应用于物理、化学、生物等领域，到 1973 年才将它用于医学临床检测。MRI 是一种生物磁自旋成像技术，它是利用原子核自旋运动的特点，在外加磁场内，经射频脉冲激发后产生信号，用探测器检测并输入计算机，经过处理转换在屏幕上显示图像，为了避免与核医学中放射成像混淆，把它称为核磁共振成像术（MRI）。磁共振成像是断层成像的一种，它利用磁共振现象从人体中获得电磁信号，并重建出人体信息。

MRI 提供的信息量不但大于医学影像学中的其他许多成像术，而且不同于已有的成像术，因此，它对疾病的诊断具有很大的潜在优越性。它可以直接做出横断面、矢状面、冠状面和各种斜面的体层图像，不会产生 CT 检测中的伪影；不需注射造影剂；无电离辐射，对机体没有不良影响。MRI 对检测脑内血肿、脑外血肿、脑肿瘤、颅内动脉瘤、动静脉血管畸形、脑缺血、椎管内肿瘤、脊髓空洞症和脊髓积水等颅脑常见疾病非常有效，同时对腰椎椎间盘后突、原发性肝癌等疾病的诊断也很有效。MRI 也存在不足之处，带有心脏起搏器的患者或有某些金属异物的部位不能做 MRI 的检查，另外价格比较昂贵。

磁共振成像技术与其他断层成像技术（如 CT）有一些共同点，比如它们都可以显示某种物理量（如密度）在空间中的分布。同时也有它自身的特色，磁共振成像可以得到任何方向的断层图像和三维体图像，甚至可以得到空间－波谱分布的四维图像。像 PET 和 SPET 一样，用于成像的磁共振信号直接来自于物体本身，也可以说，磁共振成像也是一种发射断层成像。但与 PET 和 SPET 不同的是，磁共振成像不用注射放射性同位素就可成像。这一点也使磁共振成像技术更加安全。

从磁共振图像中我们可以得到物质的多种物理特性参数，如质子密度、自旋－晶格弛豫时间 T1、自旋－自旋弛豫时间 T2、扩散系数、磁化系数、化学位移等。对比其他成像技术（如 CT、超声、PET 等），磁共振成像方式更加多样，成像原理更加复杂，所得到信息也更加丰富。因此磁共振成像成为医学影像中一个热门的研究方向。

5.4.2 核磁共振成像原理

原子核带有正电，许多元素的原子核，如 ^{1}H、^{19}F 和 ^{31}P 等进行自旋运动。通常情况下，原子核自旋轴的排列是无规律的，但将其置于外加磁场中时，核自旋空间取向从无序向有序过渡。自旋系统的磁化矢量由零逐渐增长，当系统达到平衡时，磁化强度达到稳定值。如果此时核自旋系统受到外界作用，如一定频率的射频激发原子核即可引起共振效应。在射频脉冲停止后，自旋系统已激化的原子核，不能维持这种状态，将回复到磁场中原来的排列状态，同时释放出微弱的能量，成为射电信号，把这许多信号检出，并使之能进行空间分辨，就得到运动中原子核分布图像。原子核从激化的状态回复到平衡排列状态的过程叫弛豫过程。它所需的时间叫弛豫时间。弛豫时间有两种即 T1 和 T2，T1 为自旋－点阵或自旋－纵向弛豫时间 T2，T2 为自旋－自旋或自旋－横向弛豫时间。

磁共振最常用的核是氢原子核质子（^{1}H），因为它的信号最强，在人体组织内也广泛存在。影响磁共振影像因素包括：质子的密度、弛豫时间长短、血液和脑脊液的流动、顺磁性物质、蛋白质等。磁共振影像灰阶特点是磁共振信号愈强，则亮度愈大；磁共振的信号弱，则亮度也小，从白色、灰色到黑色。各种组织磁共振影像灰阶特点如下：脂肪组织、松质骨呈白色；脑脊髓、骨髓呈白灰色；内脏、肌肉呈灰白色；液体，正常速度流血液呈黑色；骨皮质、气体、含气肺呈黑色。

核磁共振的另一特点是流动液体不产生信号，称为流动效应或流动空白效应。因此血管是灰白色管状结构，而血液为无信号的黑色。这样使血管很容易与软组织分开。正常脊髓周围有脑脊液包围，脑脊液为黑色的，并有白色的硬膜为脂肪所衬托，使脊髓显示为白色的强信号结构。核磁共振已应用于全身各系统的成像诊断。效果最佳的是颅脑，之后是脊髓、心脏大血管、关节骨骼、软组织及盆腔等。对心血管疾病不但可以观察各腔室、大血管及瓣膜的解剖变化，而且可做心室分析，进行定性及半定量的诊断，可做多个切面图，空间分辨率高，显示心脏及病变全貌，及其与周围结构的关系，优于其他 X 线成像、二维超声、核素及 CT 检查。在对脑脊髓病变诊断时，可做冠状、矢状及横断面像。

5.4.3 MRI 检查适应证

（1）神经系统病变：包括脑梗死、脑肿瘤、炎症、变性病、先天畸形、外伤等，为应用最早的人体系统，目前积累了丰富的经验，对病变的定位、定性诊断较为准确、及时，可发现早期病变。

（2）心血管系统：可用于心脏病、心肌病、心包肿瘤、心包积液以及附壁血栓、内膜片的剥离等的诊断。

（3）胸部病变：纵隔内的肿物、淋巴结以及胸膜病变等，可以显示肺内团块与较大气管和血管的关系等。

（4）腹部器官：肝癌、肝血管瘤及肝囊肿的诊断与鉴别诊断，腹内肿块的诊断与鉴别诊断，尤其是腹膜后的病变。

（5）盆腔脏器：子宫肌瘤、子宫其他肿瘤、卵巢肿瘤，盆腔内包块的定性定位，直肠、前列腺和膀胱的肿物等。

（6）骨与关节：骨内感染、肿瘤、外伤的诊断与病变范围，尤其对一些细微的改变如骨挫伤等有较大价值，关节内软骨、韧带、半月板、滑膜、滑液囊等病变及骨髓病变有较高诊断价值。

（7）全身软组织病变：无论来源于神经、血管、淋巴管、肌肉、结缔组织的肿瘤、感染、变性病变等，皆可做出较为准确的定位、定性的诊断。

5.4.4 未来展望

快速扫描技术的研究与应用，将使经典 MRI 成像方法扫描病人的时间由几分钟、十几分钟缩短至几毫秒，使因器官运动对图像造成的影响忽略不计；MRI 血未来流成像，利用流空效应使 MRI 图像上把血管的形态鲜明地呈现出来，使测量血管中血液的流向和流速成为可能；MRI 波谱分析可利用高磁场实现人体局部组织的波谱分析技术，从而增加帮助诊断的信息；脑功能成像，利用高磁场共振成像研究脑的功能及其发生机制是脑科学中最重要的课题。

5.5 人耳听不到的声音——超声成像及技术

5.5.1 蝙蝠带来的思考

世界的喧嚣无处不在地伴随着我们每天的生活，我们也早已习惯了各种刺耳的、柔和的、美妙的、怪异的，甚至恐怖的声音充斥在闹市、办公室、影院……殊不知在我们这个嘈杂的世界中除了我们的耳朵能感受到的声音外，还有一种无声的声音——超声波。超声波是一种频率高于 20 000 赫兹的声波，这个频率正好高于人耳的听域（20 ~ 20 000 赫兹），因此也被称作“人耳听不到的声音”。那么超声波是如何被发现的呢？

1793 年夏天的一个傍晚，晚餐后的意大利科学家斯帕拉捷在夜幕中散步，突然观察到在自己什么也看不到的情况下，蝙蝠却能在漆黑的夜色中飞行自如，甚至捕捉食物，于是他就推断蝙蝠一定长有一双“夜光眼”。于是他做了一个大胆的实验，把蝙蝠的眼睛刺瞎，看是否蝙蝠能否继续飞行，结果很让人失望，失明的蝙蝠依然飞行如常。后来，在经过了堵鼻子、割舌头等一系列的实验均告失败后，有一天斯帕拉捷突然惊喜地发现被堵了耳朵的蝙蝠一下子丧失了正常判断方向的能力。通过反复观察，斯帕拉捷最终得出结论，原来蝙蝠是靠耳朵“看”的。那么耳朵如何来“看”呢？

跟随着斯帕拉捷的研究脚步，后来人们逐渐发现，原来蝙蝠的耳朵可以发出一种高频声波，这种声波具有直线传播的特点，当其遇到障碍物的时候便可以像光线照到镜子上一样折回，耳朵接收到这种回波后便可精确地判断出障碍物的位置。蝙蝠正是依靠超声的这种特性才可以畅通无阻地自由飞行于黑暗中。

当超声波被发现后，人们立刻意识到它的应用价值，便尝试着人为地制造超声波。1917 年，法国科学家保罗·朗之万首次制造出了主要由石英晶体为材料的超声波换能器，由此人们找到了利用电子学技术产生超声波的办法，迅速揭开了发展与推广超声波技术的历史篇章。

超声波在介质中传播时，介质质点振动的频率很高，因而能量很大，产生的效应也很多，如机械效应、空化效应、热效应和化学效应等。利用这些效应可进行超声焊接、钻孔、固体的粉碎、乳化、脱气、除尘、去锅垢、清洗、灭菌、促进化学反应和进行生物学研究等。超声波在工矿业、农业、医疗等行业都有广泛应用。

下面我们来简单了解一下超声波是怎么在我们的日常生活中发挥作用的。在我国北方干燥的冬季，如果把超声波通入水罐中，剧烈的振动会使罐中的水破碎成许多小雾滴，再用小风扇把雾滴吹入室内，就可以增加室内空气的湿度，这就是超声波加湿器的原理。对于咽喉炎、气管炎等疾病，药力很难达到患病的部位。利用加湿器的原理，把药液雾化，让病人吸入，能够增进疗效。利用超声波的巨大能量还可以把人体内的结石击碎。

金属零件、玻璃和陶瓷制品的除垢是件麻烦事。如果在放有这些物品的清洗液中通入超声波，清洗液的剧烈振动冲击物品上的污垢，能够很快清洗干净，比人力清洗得更干净，而且更快。

俗话说“隔墙有耳”，这其实就是在说声波能够绕过障碍物，但是，波长越短，这种绕射现象越不明显。超声波基本上是沿直线传播的，可以定向发射。渔船载有一种水下超声波发生器，它旋转着向各个方向发射超声波，超声波遇到鱼群会反射回来，渔船探测到反射波就知道鱼群的位置了，这种仪器叫做声纳。声纳也可以用来探测水中的暗礁、敌人的潜艇，测量海水的深度。

根据同样的原理也可以用超声波检测金属、陶瓷混凝土制品，甚至检查水库大坝内部是否有气泡、空洞和裂纹等。

超声波在工矿业、农业、日常生活中发挥了重要的作用，在医学中的应用更是举足轻重。超声波在医学领域中的应用，具有医、理、工三结合的特点，涉及的内容广泛，在预防、诊断、治疗、康复、监护和普查人体疾病中有较高的实用价值。也正是由于这些性能和优势，使得超声波在医疗诊断、疾病防治和医学研究等方面都有着广泛的应用。当然，最常用的还数超声成像技术。现在超声诊断已成为临床疾病诊断领域必不可少的检查手段。

万事开头难，超声显像仪的研制阶段是极其艰辛的，最初就连超声探头与人体皮肤之间的空气科学家们都不知如何彻底消除，于是便让患者坐在水桶中接受扫查。现在听起来滑稽可笑的事情，在超声仪器研制的起步阶段却曾让它的研制者们多少个日日夜夜绞尽脑汁，经历了多少无奈才换来今天的成功。

1942 年，开始把工业超声探伤原理用于医学诊断。用连续超声波诊断颅脑疾病。1946 年，提出了以波形的模式来显示超声回波的“A 型超声”诊断技术，因为显示模式较为单一，主要用于人体内脏器或肿块大小的测量。

1958 年，开展了脉冲回声法诊断心脏疾病。开始出现以检测目标的运动幅度为显示模式的“M 型超声”，主要被应用于心脏功能的检测上。20 世纪 50 年代末期，连续波和脉冲波多普勒（Doppler）技术以及超声显微镜问世。同时，脉冲反射法检查疾病获得了很大成功，也为多普勒技术及“B 型二维成像”奠定了基础。

1967 年，以灰度模式显示超声回波的“B 型超声”问世，其主要根据内脏反射的超声波成像，将回声信号以光点的形式显示出来，这是超声成像技术的重大进步。随后，超声全息、阵列式换能器、电子聚焦等被广泛研究。这一期间，多普勒技术被进一步研究，用频谱分析法研究血流的方式问世。

1973 年荷兰科学家首先发明了实时超声显像仪，它是最早真正用于检查诊断心脏病的切面实时超声显像仪。继而，基于多普勒原理的以显示运动目标的运动性质为特征的“D 型超声”被开发，它能选择性获得取样部位的血流频谱。快速傅立叶变换技术的应用，使得超声成像可以取得某些以前只有用侵入性方法才能获得的血流动力学数据。

1980 年的美国，由于投入使用的超声成像仪数量开始超过 X 线机，X 线统治影像诊断的近百年历史宣告结束，“超声医学年”从此开始。20 世纪 80 年代彩色多普勒新技术兴起，实时地获取异常血流的直观图象成为可能。该技术不仅在诊断心脏瓣膜疾病与先天性心脏疾病方面显示了独特的优越性，而且可以用于检测大血管、周围血管与脏器血管的病理改变，在临床上具有重要的意义。多功能超声成像仪器与多种专用显像仪器竞相发展，超声探头结构及声束时空处理技术发展迅速，机器更新换代日趋频繁。

20 世纪 90 年代，医学超声影像设备向两极发展，一方面是价格低廉的便携式超声诊断仪大量进入市场，另一方面是设备向综合化、自动化、定量化和多功能等方向发展，介入超声、全数字化计算机超声成像、三维成像及超声组织定性不断取得进展，使整个超声诊断技术和设备呈现出持续发展的热潮。

目前，医学超声影像学已成为临床医学中不可缺少的、自成体系的一门独立学科，极大地丰富了临床医学的内容，拓展了临床医学的领域。

5.5.2 依赖反射的成像技术

看似简单的超声波是如何来诊断疾病的呢？又可以用于诊断哪些疾病呢？人体是一个复杂的有机整体，人体内分布有许许多多各不相同的组织和器官结构。各个内脏的表面对超声波的反射能力是不同的，健康内脏和病变内脏的反射能力也不一样。这些信息被特殊的仪器接收后通过电子计算机等电子工程技术处理后以一定的特殊形式显示在显示器上，医务人员通过对比可疑病患者与正常人体相同部位或器官的以上各种超声波信息之后，判断该可疑病患者其检查部位或器官是否存在异常病变并做出诊断。

平常说的“B 超”或“黑白超”其实就是“B 型超声”，这种显示模式成像效果类似于我们早期看的黑白电视机，反射回声强则光点亮，回声弱则光点暗。

人体内的液体比如胆汁等在屏幕上就显示为无回声即黑色，气体、骨头等强回声的则显示为白色。

所谓的彩超就是“D 型超声”，又叫作多普勒超声诊断仪，它主要利用多普勒效应，可以检测出人体内运动组织的信息，因此主要用于显示人体内有血流的器官。彩超可以探测到人体内血流的方向以及速度等，并由此来判断有无血流异常。

对于彩超大多数人想当然地认为图像就应该像彩色电视机一样是五颜六色的，其实不然。一般来说，彩超主要显示红色和蓝色两种颜色，而且只在有血液流动的部位才有彩色出现，而且，千万别误认为红色就是动脉，蓝色就是静脉。屏幕上的彩色主要代表的是血流方向，蓝色表示为血流方向朝向探头方向流动，红色表示血流方向远离探头方向流动。一定要记住“红迎蓝离”。

别看超声显像仪个头不大，远比不上 CT 或磁共振成像仪体积庞大，在医院里却备受欢迎。超声显像仪的优点很多，检查没有痛苦、价格便宜、方便快捷、安全等。尤其是它的安全性，由于医用的超声波发射功率比较小，因此对人体几乎是没有任何损害的，在这一点上先天不足的 X 线以及 CT 成像可就望尘莫及了。

正因为安全，所以超声检查才广泛应用于人体内各个器官和组织，连最脆弱的视网膜细胞以及胚胎组织都可以放心地接受超声检查。现在几乎所有“准妈妈”都要在生产前给自己的宝宝做几次超声检查，以确保宝宝是健康正常的。现在有了三维成像技术，妈妈们还可以给未出生的宝宝拍个漂亮的子宫内“写真”！

超声检查能显示人体软组织及其活动状态，对软组织的分辨能力比 X 线要大 100 倍，因此超声检查的应用范围还有很多。

5.5.3　临床诊断的全能影像专家

（1）敏捷的心脏疾病诊断专家——超声波在心脏检查中的应用

自从 1954 年瑞典医师首次将超声波用于心脏结构的观察以来，经过几十年的发展，如今超声心动图技术已在临床心脏疾病的诊断中广泛应用。超声波在心脏疾病的诊断中几乎是十项全能，可应用于包括先天性心脏病、冠心病、瓣膜病、心肌病、心脏肿瘤、心包积液等疾病的诊断。利用超声波可以及时发现心脏这个人体的中心动力系统的问题所在，检查起故障来得心应手。

举个最简单的例子，一个小婴儿刚生下来就口唇发紫，心脏还伴有杂音，怎么回事？是先天性心脏病吗？哪一种先天性心脏病？需要做手术吗？手术可以根治吗？采用哪一种术式？现代的多功能彩色多普勒超声诊断仪集 B 超、M 超及 D 超于一体，能清晰地显示房间隔缺损、室间隔缺损、动脉导管未闭、法洛四联征、右室双出口、永存动脉干、大血管转位等复杂的先天性心脏病，而且还可以告诉医生应当采取哪种治疗方式以及手术的风险等，这一系列的问题超声心动图都可以回答。

假如一个年轻瘦弱的女性脸颊微红，气喘吁吁地来到病房，大夫一定会要求做一个超声检查，看一下是不是风湿性二尖瓣狭窄。如果这个病人住院期间又突然发生了中风，超声检查还可以帮助明确是否因为心腔里的血栓脱落导致的中风。可以说在现在的心内科、心外科以及急诊科等病房，超声心动图的检查是医生首选的影像学检查手段，当超声诊断结果明确时，医生才能决定下一步的治疗方案。

（2）安全的妇产科诊断专家——超声波在妇产科检查中的应用

人类生生不息的繁衍才铸就了地球文明的进步和发展，作为人类历史发展的最基本单元——家庭，哪个父母不希望自己的孩子是最健康的呢？经常可以在电影或电视上看到对孕妇进行超声检查，观察妈妈肚子里的宝宝的生长发育情况、有无畸形，甚至性别鉴别等。可以说宝宝的一颦一笑在未出生前就可以被我们的超声检查仪拍摄下来，有了超声波，孩子的长相不用再去想象和猜测了，而是可以真真实实地看到了。

超声能观察胎儿在母体内的发育情况，具有准确及时，操作简单，对患者无痛、无损伤的优点，是围产医学的监测指标。所以说，宝宝发育好不好，超声照一照才安心。

超声波还可以清晰地显示胎儿体内从头到脚、从内至外的几乎所有解剖结构。当然如果早期发现了胎儿畸形，还可以判断胎儿畸形的严重程度，甚至在宫腔内就可以进行干预治疗，或者判断出生后手术的成功概率，极大程度地降低了出生后缺陷的发生率，提高了整个人群的出生质量。

超声检查还可用于确定胎位，并观察胎盘、羊水情况、有无脐带绕颈等，评估生产时的风险。看来不但宝宝的安全需要超声检查，连妈妈的安全也离不开超声波的监测。超声波在产科的应用为全世界的妈妈们带来了福音。

（3）便捷的腹部显像专家——超声波在腹部检查中的应用。

谈到超声波在腹部检查中的应用，可以说是由来已久。自从 B 超诞生以来，从最低级的社区医院到国内外最具影响力的知名医院，腹部超声检查都扮演着重要角色。从肝脏到胆囊，从肾脏到胰腺，即使不从事医疗工作的普通人也知道这些脏器可以做个超声检查一下，其普及程度可见一斑。肝硬化、肝癌、胆结石、肾结石、胰腺炎、腹水等，这些耳熟能详的腹部疾病超声几乎都可以轻松地诊断出来。

（4）逐步代替手触诊的影像专家——超声波在浅表器官中的应用

可以毫不夸张地说，现代医学的发展使许多传统的诊断技术已经在逐步被先进的影像技术所取代，超声波在乳腺、甲状腺等疾病诊断中的作用已经在证实这一观点。由于乳腺及甲状腺位置均比较浅表，以往医生诊断多依赖于触诊，凭经验去感觉大小以及是否有肿块。自从超声波被引入这一领域以来，因其对浅表器官的形态结构的准确判断，迅速被广大医生及患者所接受，正以前所未有的速度逐步取代手触诊这一传统检查方法。

历史的车轮在前进，科学技术的发展更是一日千里。我们脑海里医生传统的检查场景正在被颠覆，有理由相信，不远的将来，可能医生在门诊或查房时会手持一个微型超声检查仪来进行诊断和观察疾病。

（5）无创的血管造影专家——超声波在外周血管检查中的应用

谈到血管病变的诊断，很多人可能会联想到血管造影技术，血管造影技术确实可以全面地观察血管，但该技术有一个致命的弱点，就是该技术为侵入性检查。换言之，患者需要接受动脉或静脉穿刺才能施行，而且需要使用一定剂量的造影剂及接受一定的放射性照射，这些因素对人体或多或少都是一种伤害，临床上这种有创性检查总让人望而生畏。

超声检查的出现，让很多人如释重负，它的非侵入性使得它在血管疾病的诊断中受到广大患者的追捧。目前，对于外周血管以及腹部大血管的疾病，比如动脉瘤、静脉血栓、大动脉炎、动脉硬化以及狭窄等常见病，彩色多普勒超声都可以轻松及时地找出答案。

5.5.4 超声成像的新技术及展望

没有最好，只有更好，目前不断涌现的超声新技术层出不穷。超声造影技术、实时三维超声成像技术、弹性成像技术、超声内镜技术、超声和 CT 融合成像导航技术等相继涌现，为超声波的临床应用拓展了新的领域，现在就让我们一一揭开它们神秘的面纱吧。

(1) 神奇的微泡——超声造影技术

当研究人员发现微气泡在特殊的超声技术照射下可以产生大于正常反射数倍的强烈的反射后，就在思考为什么不利用这种现象把我们在诊断中难以显示的结构注入微气泡使之“原形毕露”呢？例如，对于肿瘤组织中的血管，这些信息的提取对早期诊断肿瘤的性质有着举足轻重的作用。就在这种背景下，微泡超声造影剂及相关的超声设备也就呼之欲出了。

如果说 B 型超声的问世是超声成像的第一次革命，彩色多普勒超声是超声成像的第二次革命，那么超声造影则受之无愧地被称为超声成像的第三次革命。

新型超声造影剂显像主要成分是微气泡，一般微气泡的直径为 2 ~ 10 微米，可以通过呼吸排出体外。目前常用的造影剂是变性的白蛋白、脂质体、多聚体以及各种表面活性剂等材料包裹的微泡造影剂。

与传统的超声成像技术相比，超声造影技术主要依赖于微泡在血管中的灌注产生强反射与周围结构形成的鲜明的对比，相当于 CT 或磁共振检查中的造影剂。通过病变组织与正常组织灌注造影剂的不同时间及强度，可以根据其特点诊断出疾病的性质。研究表明，在肝肿瘤数量的诊断方面，尤其在检测 1 厘米以下的亚厘米病灶方面，声学造影的诊断能力已超越了螺旋 CT 和磁共振技术。

超声微泡造影剂的现世，开创了无创超声诊断和治疗的新领域。随着对它研究的不断深入，人们发现超声微泡造影剂不仅是一种良好的超声显像对比剂，而且是一种重要的药物递送载体，对超声微泡造影剂携带基因或药物靶向治疗在医学领域的研究日益广泛。小小的超声微泡为靶向治疗早期肿瘤提供了可能，已成为各种疾病治疗手段中具有潜力的分子影像学新技术。

（2）超声电影——实时三维超声成像

早在二维超声成像发展初期，20 世纪 60 年代末期人们已探索和发展三维成像技术，但当时受计算机技术条件的限制一直停滞不前。80 年代后期开始由于计算机内存量增大，运行速度的加快及图像处理和重建技术的进步，三维超声成像技术才有了较快的发展，并逐渐进入临床实用阶段。可以说，现代计算机技术的升级孕育了实时三维超声的诞生。

实时三维超声成像技术能将人们通过综合思考才能描绘出的脏器的立体形态和活动情况非常直观地展示出来。三维超声成像的问世，使我们面前的影像世界一下就变成电影一样生动的图像，不再晦涩难懂。

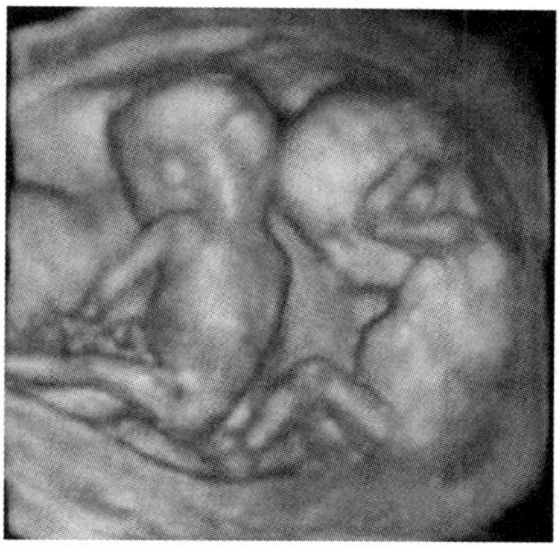

图 5－11　三维超声成像显示宫内早孕双胎图像

当年明星夫妇王菲和李亚鹏的宝宝出生时因有先天性唇裂而饱受狗仔队的骚扰，孩子的缺陷确实带给父母无情的打击，可是超声技术的突破使得我们能预知到孩子存在的畸形，未尝不是件好事呢？了解问题才能正确面对问题，尽早找到治疗的方法。从前像兔唇这样的畸形人们只能等到宝宝诞生的那一刻才能发现，现在宝宝未出生就可以诊断了。二维超声难以确诊的畸形，三维超声则使其清晰地跃然于眼前了。从前的陈旧观念被颠覆了，年老的爷爷奶奶们“当惊世界殊”，宝宝在妈妈肚子里的模样居然可以生动地展现在他们面前（图 5－11）。

（3）“弹一弹”就知肿瘤良恶性——超声弹性成像技术

你敢相信吗？用弹性成像技术“弹一弹”就知道肿瘤的性质，这绝非夸大其词，不同的组织弹性可以直观地以蓝色、绿色等颜色来显示。一般来说，恶性肿瘤质地较硬，正常组织及良性肿瘤质地较软，弹性成像技术使肿瘤无处遁形。

超声弹性成像最早于1991年提出，其原理是通过采集组织内部的弹性分布来诊断组织有无病变。因为生物组织的弹性（或硬度）与病灶的生物学特性紧密相关，所以拿起超声探头“弹一弹”，就可以判断出疾病的性质。

作为一种全新的成像技术，它扩展了超声诊断理论的内涵和超声诊断范围，弥补了常规超声的不足，能更生动地显示、定位病变及鉴别病变性质，使现代超声技术更为完善，被称为继“A型”“B型”“D型”“M型”之后的“E型”超声模式。

组织弹性成像可有效鉴别实质性肿瘤的良恶性，对于恶性病变诊断具有较高的特异性和敏感性。

相信随着弹性成像设备的不断完善及临床应用技能的不断成熟，超声弹性成像将在临床工作中发挥更加重要的辅助诊断作用。

（4）内镜与超声一体化——超声内镜技术

超声波的问世不但促进了超声成像本身的发展，而且还与其他检查设备“喜结连理”，促进了跨学科的影像技术的问世，连小小的胃镜镜头上也可以安装超声探头。过去在做胃镜检查时医生仅可以观察胃壁黏膜表面的病变，有了超声波的帮助，胃镜的眼睛一下子就变成了“透视眼”。

超声内镜是将微型高频超声探头安置在内镜前端，当内镜进入胃腔后，在内镜直接观察腔内形态的同时，又可进行实时超声扫描，以获得管道壁各层次的组织学特征及周围邻近脏器的超声图像。如超声内镜可以帮助医生判断胃癌侵犯深度和周围淋巴结转移情况，这些都是传统内镜无法做到的。

（5）多学科的影像处理系统——超声和CT融合成像导航技术

随着计算机技术的发展，医学影像技术包括数字化X线、CT、MRI和超声不仅广泛应用于临床诊断，在疾病的治疗中也有相当重要的作用。如超声引导下的肝癌消融术已成为肿瘤治疗的常规手段，对复发性肝癌的消融治疗更是有无法替代的作用。

就像是人生中总有遗憾，任何一种影像技术总是难以尽善尽美，在超声引导消融治疗的临床实践中常常会遇到一些困难的病例，有些病变在超声图像上难以清晰地显示，如有的肿瘤位置较高而被肺气遮挡，有的肿瘤太小等，这样就导致了我们在需要对病变进行超声引导下介入治疗时无法精确定位。

那么为什么不能把超声和其他影像学资料结合起来相互补充信息，得到病变部位的精确位置呢？正是基于这种思路，超声 CT 融合成像导航技术被开发出来，现已应用于临床，主要针对超声肿瘤介入治疗时超声显示困难的肿瘤，可以提高穿刺的准确性和治疗的水平。

但是 CT 上显示的病灶超声上不能清晰显示，因此，把 CT 图像输入超声机内，通过磁感应定位器专利技术，使任何一个切面的超声图像和任何一个切面的 CT 图像完全对应，达到两种图像完全融合，实现两种图像对治疗过程的共同引导，能够发挥各种影像的定位和导航作用，可大大提高临床医生的手术信心和治疗适应证。在导航的过程中，CT 图像上还能模拟出介入治疗的针，使得对应显示和进程跟踪更加精准方便。

5.5.5 前景展望

超声成像作为医学界的后起之秀，虽然只经过了短短半个多世纪的发展，却从零开始发展到临床最为普及的医学影像技术之一，不得不让世人刮目相看。超声成像技术在经历了数次更新和改进后，如今依然在继续前进。

临床上只要有病痛在继续折磨着众生，解除痛苦、治疗疾病的声音就永远存在。超声作为医学大家族中的佼佼者，当然有责任不断去创造更新更好的技术去施惠于病痛者。

超声造影剂能否具有更好的靶向性，准确地到达目标肿瘤的部位？超声造影剂能否具有更好的容受性，携带更多的药物？实时三维成像的速度能否再快些，进一步减少患者接受检查的时间？对于超体重的受检对象能否进一步改善图像质量？超声能否在人体出现症状之前，分子水平发生病变时就检测出病变？

医学虽然已是前所未有的发达，问题依然在层出不穷的出现，它们就像战斗的号角一样，激励着研究者们不断努力。

只要人类的脚步不停歇，科技的进步就永无止境，只有想不到的，没有做不到的！超声成像及相关技术已经成为我们离不开的影像专家，相信这个技术专家未来会带给我们更多的惊喜！

基于X线、超声及电磁场等能量或成像媒介开发出的X线、CT、MRI及超声成像技术为疾病的临床诊断提供了有力的技术支撑，未来影像学的发展也必将在学科交叉综合的推动下更好更快地服务现代医学。

多种影像检查手段的融合和优化选择将是未来发展趋势之一。各学科和各种诊断方法发挥各自优势，从而为临床诊断和疾病治疗提供更为翔实的依据。

电子信息技术在影像学上的交叉渗透，图像数字化、设备网络化使得医学影像的存储、调阅和处理更加方便和快捷。医学影像学发展未来必将在信息技术的推动下进入数字信息网络化时代。

分子影像学是传统医学影像技术与分子生物学等学科相结合而诞生的新兴学科。它着眼于生物组织细胞或分子水平的生理和病理变化，不仅可以提高临床诊治疾病的水平，更重要的是有望在分子细胞水平发现疾病，真正达到早期诊断。

总之，影像学学科内部的交叉融合，以及影像学与电子信息技术和生物技术的结合，为医学影像学的发展注入了新的活力，会加速影像新技术的革新并更好地服务于人类的医疗生活。

结 语

反复再三，几易其稿，终于定下稿来。现代医疗是一个非常开放的体系，编者能力所及，再加上篇幅所限，只能从中采撷点滴以求抛砖引玉。临近尾声，不禁掩卷长思，医学新技术的发展给我们带来了什么？从中我们得到什么启示？医学高新技术未来的发展趋势如何？思索来路是为了更好地把握现在并迎接未来，这些问题无疑为我们下一步的努力明确了方向。

首先，医学技术本身就是技术，其发明者是人，掌控者是人，服务对象也是人。医学技术的发展史也是其发明者自身的奋斗史，每一项技术的进步背后都倾注着发明者们辛勤的汗水和不懈的努力，离不开科技工作者持之以恒的专注、锐意进取的态度、精诚合作的传统，当然还需要再加上一点点运气。我们不能脱离人这个主体单独去谈高新技术，对技术的过分依赖也可能会导致人类体力和脑力的退化。现如今人们对计算机的过分依赖导致计算能力和手写能力的降低已是不争的事实，抗生素的滥用和超级细菌的出现也为我们当前对抗医学敲响了警钟。尽管人类在高新技术的辅助下取得了认识自然和人类自身的巨大进步，但要盲目地宣扬技术万能论则尚欠考虑。我们需要时刻保持对大自然的敬畏，使技术的发展融入到大自然的秩序中去。

其次，社会需求是医学技术进步的原动力，而相应技术的进步也必将更加丰厚地回报社会。在青霉素发现之前的 20 世纪 40 年代，由于缺乏有效治疗病菌感染的药物，许多人因简单的细菌感染而死亡。亲眼目睹诸多生离死别的弗莱明下定决心要找出一种新药来消灭病菌，终于由一次幸运的过失而发现了青霉素。第二次世界大战促使青霉素大量生产，其发现和批量生产在当时轰动了世界，拯救了千百万细菌感染患者的生命，及时抢救了许多的二战伤病员。

再次，人类文明的进步和社会成员整体素质的提高是医学技术进步的社会基础。社会分工的细化、社会生产力的提高会解放部分劳动力，对医学认识的提高会吸引更多的人投入到专业科学研究中去。医学尤其是临床医学往往以人为研究对象，其发展的每一步除了科技工作者艰辛的探索，也离不开病人的积极参与。面临截肢风险的美国海军陆战队士兵埃尔南德斯，勇敢地接受了医生的建议，采取组织工程方法治疗严重炸伤的右腿。全新治疗方案的成功不仅使自己可以正常站立，也带动了一门学科的蓬勃发展，埃尔南德斯本人也因为这一医疗奇迹而闻名于世。尽管医学进步的潮流不会因单个人的意志而转移，但不可否认的是，病人的积极配合会大大加快其发展进程。现如今器官移植供体短缺已成为制约我国器官移植医学发展的主要瓶颈，传统观念障碍、科普宣传滞后等原因使人们的死亡观念尚缺理性，器官捐献尚缺乏社会基础。因此医学科学知识的普及和全民科学素养的提高是医学工作者和每个公民的责任和义务。

还有，高新技术的进步为医学的发展提供了方法和手段。以分子生物学为代表的生物技术使医学的发展进入分子水平，“人类基因组计划”的实施有望发现更多的致病基因，为疾病的治疗和预防提供新思路。信息技术中的数字图书馆、电子病历系统、远程诊疗，新材料技术中的纳米材料、组织工程材料，影像学中的 CT、超声及磁共振，光疗技术中的激光诊疗等，这些蓬勃发展的高新技术伴随着具体的临床方法和治疗手段，已经并将持续革新医学事业的面貌。

另外，医学高新技术是一个开放体系，是逐步完善并不断发展的。技术进步永无止境，医学发展也没有尽头。以医药为例，早期的传统医药主要来自于天然的植物和动物等，原料来源单一，产量非常有限。随着对发酵本质的认识深入到微生物和酶的层面，青霉素等抗生素出现并大规模应用，开启了微生物培养发酵制药的序幕。发酵制药突破了医药的原料瓶颈，制备条件温和，可连续大量生产。分子生物学的发展使人们认识到基因是遗传的物质基础，可以将控制蛋白质类药物合成的基因提取出来，然后将其转入可大量生产的细胞中去，通过细胞不断培养繁殖大规模生产这些药物，即基因工程药物，如胰岛素和干扰素等。基因工程药物可以按照人们的需要，批量生产廉价质优的新型药品和诊断试剂，具有生产周期短、技术集成度高、便于大规模生产等优点，已成为医药行业发展的焦点。未来会有更多的基于生物技术的全新药品上市，人类医药产业有望在新技术的推动下翻开崭新的一页。

展望未来的医学新技术，其发展必将更加重视生物技术这一基础，必将更加注重多学科的交叉融合，生物－心理－社会医学模式的改变也有将助于解决重大医学课题。

以基因工程为核心的生物技术在未来医学发展中的基础作用将更加凸显。许多疾病的发生都与遗传基因有关，但现在的分析技术尚不能完全揭示这些关联。人类基因工程研究取得的成果已经对医学研究产生深远影响。重组蛋白和多肽类药物已经进入临床使用。日益详尽的基因组图谱绘制有助于研究人员寻找阿尔茨海默症、家族肿瘤等遗传疾病相关的基因。基因水平上的病因诊断也为疾病的预防和新型免疫疗法奠定了基础。总之，基因工程的发展为人类的健康和发展提供了分子层面的保障。

生命本身是一个复杂的系统，有关生命的学科分类往往是基于研究的需要而进行的人为划分。这种划分给初步研究带来了便利，但往往不够系统，缺乏整体观念。未来科技研究会回归整体，在学科交叉的边缘点产生突破，这些交叉渗透不仅存在于医学新技术内部，也发生在医学与自然科学、医学与社会科学之间。譬如新技术中的干细胞和组织工程相结合，借助干细胞多向分化潜能和体外无限制复制的特点，两者的结合可为组织工程材料提供新的技术贮备。医学与数学交叉渗透产生了卫生统计学，运用统计分析工具定量研究医学信息资料中客观存在的规律，进而为医学临床提供指导。体外受精、器官移植、克隆技术等新技术使医学面临着社会、心理及法律层面的诸多问题，医学社会学、医学伦理学等边缘学科的发展有助于我们理解并解决这些问题。随着研究的深入，未来学科的交叉与融合势必成为常态。

随着人类文明程度的提高，人类疾病谱已由生物因素导致的传染病等转向心脑血管疾病和肿瘤等，这些都直接或间接地与人们的生活方式有关。传统的生物医学模式把人孤立起来进行研究，忽略了社会等因素对疾病和健康的影响。生物

－心理－社会医学模式要求医学把人看成一个多层次、完整的连续体，医学模式应该更加具备系统化整体观。在健康和疾病问题上，要同时考虑生物、心理、行为，以及社会各方面因素的综合作用。健康不仅仅是没有疾病或病痛，而应是一种身体上、精神上、社会适应上完美的状态。医学模式的转变必将促使医学新技术和心理学、社会学等学科协调发展，以便更好地为人类健康服务。

人类对未知世界的探索是没有尽头的，尽管高新技术已经解决了医学发展中的很多问题，但技术并不是万能的，我们对自然界的认识还非常有限。人类生存发展的历史就是和疾病不断斗争的历史，医学技术史不仅仅是一部技术成就史，也是一部充满反思和困惑的精神追求史。北宋大学士张载曾有四句立世名言“为天地立心，为生民立命，为往圣继绝学，为万世开太平。”这又何尝不是当代医学科技工作者的真实写照。已有的科学技术是前人积淀下来的宝贵财富，我们有责任将其充分利用并发扬光大，如此方能从容面对充满无限可能的光明未来。我们坚信随着医学新技术的发展，人类的未来一定会更加美好。

参考文献

［1］唐纳尔·托马斯. 维基百科中文网.

［2］Evans MJ, Kaufman MH. Establishment in culture of pluripotential cells from mouse embryos［J］. Nature, 1981, 292 (5819): 154.

［3］Thomson JA, Itskovitz – Eldor J, Shapiro SS, Embryonic stem cell lines derived from human blastocysts［J］. Science, 1998, 282: 1145 – 1147.

［4］Yamanaka S, Miura K, Yukimura T, et al. K. (1992). Putative mechanism of hypotensive action of platelet – activating factor in dogs. Circ Res, 1992, 70: 893 – 901.

［5］Takahashi K, Yamanaka S. Induction of pluripotent stem cells from mouse embryonic and adult fibroblast cultures by defined factors［J］. Cell, 2006, 126, 663 – 676.

［6］Takahashi K, Tanabe K, Ohnuki M, et al. (2007). Induction of pluripotent stem cells from adult human fibroblasts by defined factors［J］. Cell 2007, 131: 861 – 872.

［7］林静. 生命的复制：克隆［M］. 北京：中国社会出版社，2012.

［8］Ian Wilmut, Gareth Sullivan, Jane Taylor. A decade of progress since the birth of Dolly［J］. Reproduction, Fertility and Development, 2008, 21 (1): 95 – 100.

［9］郎罂博，陈静雯，张丽，等. 动物克隆的历史发展、原理、应用前景及存在问题［J］，吉林农业科技学院学报，2008，17（4）：58 – 61.

［10］谈家桢. 奇妙的克隆［M］. 北京：中国人民教育出版社，2004.

［11］代天宇. 复制生命：人类与克隆［M］. 北京：科学普及出版社，2004

［12］谭景和. 动物克隆技术研究的历史、现状与展望［J］. 动物医学进展，2003，24（2）：1 – 6.

[13] Wilmut I, Schnieke AE, McWhir J, et al. Viable offspring derived from fetal and adult mammalian cells [J]. Nature, 1997, 385: 810 –813.

[14] 骆继怀，独军政，常惠芸．转基因克隆动物的发展及其应用 [J]. 动物医学进展，2010，31 (7)：103 –106.

[15] 张廷宇，顾晓龙，吴彩凤，等．猪转基因克隆技术的研究与应用 [J]. 上海农业学报，2011，27 (1)：107 –110.

[16] 崔慧斐，王国云，白增亮．克隆技术进展及其医药应用前景 [J]. 中国生化药物杂志，2003，24 (2)：95 –97.

[17] 聂翠蓉．试管婴儿的故事 [J]. 科技日报，2002 –03 –21.

[18] Barry D Bavister. Early history of in vitro fertilization [J]. Reproduction, 2002, 124, 181 –196.

[19] 陆桂月，耿建平．不孕不育的诊治进展 [J]. 实用临床医学，2005，6 (7)：144 –146.

[20] 让昨天告诉今天：漫步世界肾移植的发展史 [J]. 中国组织工程研究与临床康复，2009，13 (44)：8611 –8612.

[21] 陈忠华．人类器官移植供体来源的发展历程 [J]. 中华移植杂志（电子版），2009，3 (4)：264 –267.

[22] 宋儒亮，邓绍林，李幼平，等．脑死亡和器官移植问题解决需要立法直接介入 [J]. 中国循证医学杂志，2007，7 (11)：816 –826.

[23] 陈忠华．迎接器官移植全盛时期的到来 [J]. 当代医学，2003，9 (2)：35 –36.

[24] 李军．我国供体器官短缺的伦理困境及其对策 [D]．江西师范大学，2009.

[25] 周景师，窦科峰．中国器官移植的困惑与希望 [J]. 器官移植，2011，2 (5)：241 –243.

[26] 邓洪新，田聆，魏于全．基因治疗的发展现状、问题和展望 [J]. 生命科学，2005，17 (3)：196 –199.

[27] Anderson W F, Blaese R M, Culver K, et al. The ADA human gene therapy clini-

cal protocol: points to consider response with clinical protocol[J]. Hum Gene Ther,1990,1:331 -362.

[28]Cavazzana-Calvo M,Hacein-Bey S,de Saint Basile G,et al. Gene therapy of human severe combined immunodeficiency (SCID)-X1 disease[J]. Science,2000,288(5466): 669 -672.

[29]Pearson S,Jia H,Kandachi K. China approves first gene therapy[J]. Nat Biotechnol,2004,22(1): 3 -4.

[30]张夏华,吴广通,李蓉. 基因治疗现状与前景[J]. 药学实践杂志,2009,27(1):4 -10.

[31]龙敏南,楼士林,杨盛昌,等. 基因工程[M]. 2 版. 北京,科学出版社,2010.

[32](美)威廉·R·克拉克编著. 基因治疗:21 世纪分子医学的希望和问题[M]. 邵承工,蔡武城,译. 上海:复旦大学出版社,2001.

[33]杨家驹,段振玲. 肿瘤的基因治疗进展[M]. 医学综述,2005,11(10):883 -885.

[34]卢大儒. 基因治疗[M]. 北京:化学工业出版社,2004.

[35]李升伟编译. 基因治疗:终点线前的最后冲刺[J]. 世界科学,2012:40 -41.

[36]Wilson AA,Murphy GJ,Hamakawa H,et al. Amelioration of emphysema in mice through lentiviral transduction of long - lived pulmonary alveolar macrophages [J]. J Clin Invest,2010,120(1):379 -389.

[37]Lai Y,Thomas GD,Yue Y,et al. Dystrophins carrying spectrin-like repeats 16 and 17 anchor nNOS to the sarcolemma and enhance exercise performance in a mouse model of muscular dystrophy[J]. J Clin Invest,2009,119(3):624 -635.

[38]Chiang SH,Bazuine M,Lumeng CN,et al. The protein kinase IKKepsilon regulates energy balance in obese mice[J]. Cell,2009,138(5):961 -975.

[39]Mitsuyasu RT,Merigan TC,Carr A,et al. Phase 2 gene therapy trial of an anti - HIV ribozyme in autologous CD34 + cells[J]. Nat Med,2009,15(3):285 -292.

[40]方舟子. 科学史上著名公案——青霉素的发现 [N]. 经济观察报, 2008, 393.

[41] 王宏飞. 美国生物技术产业发展现状 [J]. 全球科技经济展望，2005 (1)：42 -44.

[42] 文淑美. 全球生物制药产业发展态势 [J]. 中国生物工程杂志，2006，26 (1)：92 -96.

[43] 黄金. 现代生物制药技术在医药领域的应用及未来展望 [J]. 科技创新，2010，359 (2).

[44] 叶智钊. 干扰素研究进展 [J]. 畜牧与饲料科学，2009，30 (2)：9 -10.

[45] 饶建华. 糖尿病治疗药物——胰岛素研究进展 [J]. 中国实用医药，2009，4 (29)，220 -222.

[46] 府伟灵，黄庆. 分子诊断与个体化医疗 [J]. 临床检验杂志，2012，10：746 -748.

[47] 周红桃，符生苗. 分子诊断与肿瘤的个体化治疗 [J]. 海南医学，2010，22：5 -8.

[48] 从基因组计划到个体化医疗 [J]. 遗传，2011，5：503.

[49] 伏旭，李培武，贺莉，等. 酶联免疫吸附检测法的应用研究进展 [J]. 氨基酸和生物资源，2012，3：41 -44.

[50] 吕伸，王杉，常文保. 胶体金免疫分析方法的进展 [J]. 武汉大学学报（自然科学版），2000，4：393 -399.

[51] Ginsberg S. D. ,Hemby S. E. ,Lee V. M. ,et al. ,Expression profile of transcripts in Alzheimer's disease tangle-bearing CA1 neurons[J]. Ann Neurol. 2000 Jul;48(1):77 -87.

[52] Ye C. ,Eskin E. Discovering tightly regulated and differentially expressed gene sets in whole genome expression data[J]. Bioinformatics,2007,23(2):e84 -90.

[53] Liu B,T Jiang,S Ma,et al. Exploring candidate genes for human brain diseases from a brain-specific gene network[J]. Biochem Biophys Res Commun,2006,349(4):1308 -1314.

[54] Miller JA,Oldham MC,DH. A systems level analysis of transcriptional changes in Alzheimer's disease and normal aging[J]. J Neurosci,2008. 28(6):1410 -1420.

[55] Heneka M. T. ,Kummer M. P. ,Stutz A. ,et al. NLRP3 is activated in Alzheimer's disease and contributes to pathology in APP/PS1 mice [J]. Nature, 2012 Dec 19. doi: 10. 1038.

[56] 陈金雄．电子病历建设与发展［J］．中国数字医学，2011，6（5）：53－55.

[57] 余淑芬．谈电子病案的应用价值［J］．中国病案，2012，13（7）：13－14.

[58] 陈金雄．电子病历与电子病历系统［J］．医疗卫生装备，2010，31（10）：1－4.

[59] 许健，查佳凌，尤超，等．医疗信息化集成平台在医院的建设与思考［J］．中国医院，2012，16（2）：5－8.

[60] 程兰，王伟荣，李俊，等．我院医疗质量监控体系的构建［J］．中华医院管理杂志，2012，28（4）：289－292.

[61] 陈琳，郭凯．论3G通信系统在社区医疗监护系统中的应用前景［J］．数理医药学杂志，2010，23（1）：103－104.

[62] 窦娜，张梅奎，周红辉，等．远程医学在医院建设中存在的问题与对策［J］．中华医院管理杂志，2012，28（5）：371－372.

[63] 谭斐．远程医疗会诊的应用实践与心得体会［J］．中国医药指南，2012，10（21）：371－372.

[64] 侯淑涓，杨学智，朱庆文，等．基于人体可获取诊断信息技术的集成中医诊疗设备的实现［J］．中华中医药杂志，2012，27（4）：912－916.

[65] 冉庆欣．将远程医疗延至患者床边——记山东省远程医学中心建设与发展［J］．中国信息界：e医疗，2012，5：42－44.

[66] 孙喜琢，王凡，程丹，等．心电系统信息化建设中远程医疗的应用和发展［J］．中国卫生产业，2012，6：162－163.

[67] 宋瑜．健康物联网及其工程化实践［J］．中国数字医学，2012，07（2）：51－55.

[68] 吴昭，刘雷红．基于健康物联网的社区卫生服务系统设计［J］．中国医药导报，2012，9（22）：166－168.

[69] 马淼．物联网模式下如何实现智能医疗［J］．医学信息学杂志，2012，33（4）：8－11.

[70] 崔媛，刘友．物联网技术推动数字健康的未来［J］．包头医学院学报，2012，28（2）：126－128.

[71] 任菁菁，何前锋，金瓯，等．感知健康、智能医疗——物联网在医疗健康领域的应用［J］．中国信息界－e医疗，2011，3：46－48.

[72] 李金霞，曾繁霞，张立强．物联网技术在便携式心电监测系统设计中的应用［J］．中国医学教育技术，2011，25（6）：671－673.

[73] 朱浩然，安海燕，李元伟．物联网技术在构建智能化医院方面的研究［J］．中国医学装备，2011，8（9）：53－55.

[74] 张桂云，杜甲珺，龙莉艳，等．解放军总医院医学数字图书馆建设与利用［J］．中国医院，2012，16（3）：78－80.

[75] 纪婷婷，苏智，朱晓丽．CNKI机构/个人数字图书馆功能及其对专业图书馆信息服务的启示［J］．医学信息学杂志，2012，33（5）：70－72.

[76] 杨曦．医学院校数字图书馆网络安全浅析［J］．中医药管理杂志，2011，19（7）：695－696.

[77] 王刚，姜山．基于贝叶斯分类实现数字图书馆主动推送服务［J］．中华医学图书情报杂志，2011，20（12）：54－56.

[78] 蒋君．国内跨数字图书馆协同服务的现状［J］．中华医学图书情报杂志，2011，20（7）：46－49.

[79] 史嘉兴．建设服务型医院数字图书馆的思考［J］．中国中医药咨讯，2011，3（10）：383.

[80] 陈晶．网络环境下医院信息化的数字图书馆［J］．中国实用医药，2011，6（27）：266－267.

[81] 老槐．e家之言：图书馆学五定律之2.0版［J］．大学图书馆学报，2006，24（3）：53.

[82] 邹思梅，杨虹，杨国安．云计算在健康教育与健康促进中的应用展望［J］．中国健康教育，2012，28（1）：64－66.

[83] 安向群．云计算在电子病案中的应用初探［J］．中国病案，2012，13（3）：41－42.

[84] 王毅琳，李刚荣，吴昊．云计算在区域医疗信息系统建设中的应用［J］．中国数字医学，2012，7（3）：38－40.

[85] 姚琴，王华琼，方亚洲，等．基于云计算平台的个人健康管理系统［J］．中国数字医学，2012，7（1）：55－58.

[86] 孔令珠．云计算在医疗卫生信息化中的应用［J］．山西职工医学院学报，2012，22（2）：69－70.

[87] Huiyu Liu, Tianlong Liu, et al. Targeting Gold Nanoshells on Silica Nanorattles: a Drug Cocktail to Fight Breast Tumors via a Single Irradiation with Near-Infrared Laser Light[J]. *Adv Mater*, 2012, 24, 755－761.

[88] Xingjun Zhu, Jing Zhou, et al. Core-shell Fe_3O_4@ $NaLuF_4$: Yb, Er/Tm nanostructure for MRI, CT and upconversion luminescenc e tri-modality imaging[J]. Biomaterials, 2012, 33, 4618－4627.

[89] 范旭，郭志睿，等．基于金纳米颗粒的 CT 造影剂［J］. CT 理论与应用研究，2009，18：15－25.

[90] 李民乾，胡钧，张益．分子手术与纳米诊疗［M］．上海：上海科学技术文献出版社，2005.

[91] Adam Piore, How Pig Guts Became the Next Bright Hope for Regenerating Human Limbs, Discovery Magazine: Health & Medicine, 2011, September 26.

[92] Adam Piore, How Pig Guts Became the Next Bright Hope for Regenerating Human Limbs, Discovery Magazine: Health & Medicine, 2011, September 26.

[93] 林航，生命奥秘：组织工程与再生医学研究进展，2011，33 期.

[94] 阿里·哈德姆侯赛尼，约琴夫·P·瓦坎蒂，罗伯特·兰格，孙文杰，戴建武（翻译），用你的细胞定制器官，环球科学，2009，6 期.

[95] 张涤生，组织工程学——现代生物生命科学的前沿，中国工程科学，2000，2 卷 10 期.

[96] Fan Zhang, Gary B. Braun et al. Mesoporous Multifunctional Upconversion Lumi-

nescent and Magnetic "Nanorattle" Materials for Targeted Chemotherapy [J]. *Nano Lett*, 2012, 12, 61 –67.

[97] Deepak Thassu, Michel Deleers, Yashwant Pathak. 纳米粒药物输送系统 [M]. 王坚成, 张强, (译). 北京: 北京大学医学出版社, 2010.

[98] (美) 库马尔. 梁伟, 等, 译. 药用生物纳米材料 [M]. 北京: 科学出版社, 2009.

[99] (德) 恩斯特·博伊姆勒. 张荣昌, 译. 药物简史: 近代以来延续人类生命的伟大发现 [M]. 广西师范大学出版社, 2005.

[100] Widder KJ, Senyei AE, Ranney DF. In vitro release of biologically active adriamycin by magnetically responsive albumin microspheres[J]. Cancer Res, 1980, 40, 3512 –357.

[101] Teo T, Tan B, Tay Kh. A brief history of interventional radiology in Singapore and its current status[J]. Biomed Imaging Interv J, 2011, 7(2): e13.

[102] Liu JL, Ma YF. A brief history of interventional radiology (Chi) [J]. Zhonghua Yi Shi Za Zhi, 1993, 2(23): 96 –101.

[103] 刘道志, 罗七一, 常兆华, 等. 介入医疗器械的发展现状与趋势 [J]. 中国医疗器械信息, 2008, 14 (3): 2 –11.

[104] 李家开, 张金山. 医学园地中的奇葩 – –介入医学 [J]. 医学与哲学, 2000, 21 (7): 44 –46.

[105] 刘增荣. 现代医学全新技术 – –介入放射学治疗 [J]. 现代医用影像学, 2003, 12 (1): 34 –35.

[106] 张金山, 李家开. 我国介入医学发展的现状及应注意的若干问题 [J]. 中华医院管理杂志, 2003, 19 (7): 428 –429.

[107] Williams DF. On the mechanisms of biocompatibility[J]. Biomaterials. 2008; 29 (20): 2941 –2953.

[108] Montanaro L, Campoccia D, Arciola CR. Advancements in molecular epidemiology of implant infections and future perspectives[J]. Biomaterials. 2007; 28 (34): 5155 –5168.

[109] Erlich MA, Parhiscar A Nasal dorsal augmentation with silicone implants [J]. Facial Plast Surg, 2003; 19(4): 325 – 330.

[110] 杨海江，杨瑞敏，闫爱春．四种隆鼻材料在临床应用中的生物学性能比较［J］．中国组织工程研究与临床康复，2010，14（42）：7939 – 7942.

[111] 侯典举，李兵，李斌斌，等．微创整形美容外科系列讲座（九）—微创注射美容术［J］．中国美容医学，2010，19（8），1383 – 1385.

[112] Donald W，Buck II a，Murad Alam，John YS Kim，Injectable fllers for facial rejuvenation：a review［J］. Journal of Plastic Reconstructive & Aesthetic Surgery，2009，62：11 – 18.

[113] 赵辨．临床皮肤病学［M］．3 版．南京：江苏科学出版社，2001.

[114] 顾有守．窄谱中波紫外线光疗在皮肤科的应用［J］．临床皮肤科杂志，2006，35（3）：190 – 191.

[115] 单晓峰．窄谱中波紫外线在皮肤科的应用及研究进展［J］．中国麻风皮肤病杂志，2004，（2）.

[116] 邹觉．伍德灯在皮肤科的应用［J］．国外医学皮肤性病学分册，2001，（1）：44 – 46.

[117] 朱慧兰．光生物学试验在皮肤科的应用［J］．岭南皮肤性病科杂志，2009，16（5）：340 – 342.

[118] 鞠梅，顾恒．光斑贴试验及其临床应用［J］．国外医学皮肤性病学分册，2005，31（2）：78 – 80.

[119] 贾静．激光在皮肤科中的应用［J］．中国激光医杂志，2003，12（4）：251 – 253.

[120] 潘福琼，吕蓉．调 Q 开关紫翠宝石激光治疗太田痣及激励探讨［J］．应用激光，2002，45 – 45.

[121] Robert MA，Linda G. Laser tattoo removal［J］. Clin Plast Surg，2000，27：218 – 230.

[122] 王宏伟，王家璧，文世俊，等．调 Q – 开关紫翠宝石激光器在纹身治疗中的应用［J］．中国激光杂志，1999（8）39 – 40.

[123] Babilas P, Schreml S, Szeimies RM, et al. Intense pulsed light (IPL): a review [J]. Lasers Surg Med, 2010, 42(2):93 - 104.

[124] Heymann WR, Intense pulsed light, J Am Acad Dermatol. 2007; 56: 466 - 467.

[125] Raulin C, Greve B, Grema H. IPL technology: a review, Lasers Surg Med, 2003, 32(2):78 - 87.

[126] 何勇，巫惠瑶. 光子嫩肤技术的发展与应用 [J]. 激光与红外，2005 (8): 618 - 620.

[127] 盛高铭，耿健，柳大烈. 医学美容换肤术在国内外研究应用进展. 中国美容医学，2009，(12): 1838 - 1840.

[128] 顾伟康，任秋实，李万荣. 强脉冲光光子美容技术的回顾与进展. 激光生物学报，2004 (6): 455 - 460.

[129] 赵汉英. 医学影像检查技术 [M]. 北京: 高等教育出版社，2005.

后 记

人类的生存史就是和疾病的斗争史，人类社会的文明发展史也是技术的进步史。医学作为认识生命活动规律、对抗疾病、保障健康的科学，是科学技术的主要组成部分，其发展与科学技术总体水平密切相关。中国民间的““神农尝百草”虽然只是一个传说，但也道出了远古时期人们战胜疾病的渴望和对医药技术进步的憧憬。20 世纪 40 年代开始，青霉素的出现及广泛应用开启了微生物技术大规模生产抗生物类药物的序幕，随后出现的基因工程技术又大大推动了疫苗及蛋白类药物的飞速发展。以生物技术、信息技术和新材料技术等高新技术为代表的新科技革命形成，在医学领域的渗透不断改变着人类社会的面貌，并持续催生着新的人类文明。

医学科技发展日新月异，每天都有海量的研究报告和专著问世，冗长晦涩的专业描述往往让普通读者觉得难以企及。另一方面，人类文明的进步和社会成员整体素质的提高是医学技术进步的社会基础。作为一名医学科技工作者，深感研究、开发并推广普及相应的医学新技术责任重大。在这样的背景下，河南省科学技术协会于 2012 年启动了《科普通鉴》系列科普丛书的编撰工作，组织省内相关领域专家学者开展科学普及工作，意义深远。

《现代医疗》作为《科普通鉴》系列科普丛书中的第二十卷，是由河南省医疗系统常年从事临床诊断、治疗和研究的专家及青年学者执笔，凝聚了相关学者多年来对医学高新技术的认识、成果与体会。主要内容分为生物技术、信息技术、新材料技术、光疗技术和影像技术，基本覆盖了当前医学高新技术领域的前沿。其中，关方霞、鲁吉珂负责编写引言、结语及相关引评；第二章由关方霞、陈雪梅、马珊珊、王芳、郭文治、张一折、杨艳坤编写；第三章由赵慧智、忽新刚、王宇明负责编写；第四章由王建设、鲁吉珂、郭文治、王琪影、刘林嶓负责编写；第五章由焦晓燕、董娟、李昕、于建斌负责编写，第六章由李永丽、张瑞芳、关方霞、王宇明负责编写；关方霞、王宇明负责全书技术审定，鲁吉珂负责全书通稿、校核和编委会组织协调工作。

值得说明的是，本书在编写过程中，参阅了大量的相关书籍、文献和网络资料，引用了其中的部分内容，在此谨向有关作者致以诚挚的谢意，同时，向有关本书编写和出版工作的所有领导和同行们表示感谢。

由于编者知识和经验有限，加之时间紧迫，书中错误和不足之处在所难免，敬请读者给予批评指正。如果本书能够激发更多青年学子投身于医学新技术的研究实践，并为医学科学知识的普及和全民科学素养的提高贡献一份力量，将是本书的最大收获。